Traité pratique sur la colique métallique ....
par Benjamin Palais.
Paris, Méquignon l'aîné père. 1825.   (Voyr Quérard)

(manque le titre.)

TRAITÉ PRATIQUE

SUR LA

COLIQUE MÉTALLIQUE.

INTRODUCTION.

La médecine ne s'enrichit que de faits : semblable à toutes les autres sciences naturelles, ce n'est qu'à l'aide de ces derniers, bien recueillis, qu'elle voit son domaine s'agrandir et ses bases se solidifier. Mais ce qui assure encore davantage ses progrès, ce qui explique ceux qu'elle a déjà faits, c'est la réunion de l'enseignement clinique aux recherches d'anatomie pathologique, et l'évaluation comparative et sévère de ces deux ordres de connaissances d'après les lois physiologiques. Ces dernières, en effet, doivent nécessairement présider à la recherche des faits pathologiques ; et ce n'est que par le secours des uns qu'on parviendra à éclairer les autres et assurer à la médecine des bases inébranlables. C'est

encore à l'aide de leurs connaissances exactes
que le médecin véritablement observateur pourra
se créer une juste théorie, monument insé-
parable de la pratique, et élevé pour le guider
au lit des malades. Le commencement de notre
siècle s'est rendu recommandable par l'application de cet important avantage ; et si, parmi
la société médicale, on rencontre encore des
personnes cherchant à la détruire, c'est que
malheureusement ils ont confondu deux choses
différentes, la *théorie* et le *système*.

Ce dernier, en effet, écartera toujours les
hommes des voies de l'observation et de l'expérience ; il les conduira à dénaturer les faits, à
en tirer des fausses conséquences et à substituer
à la vérité les rêves de leur imagination. Le
système, en un mot, doit être considéré comme
l'interprète arbitraire de la nature ; la théorie,
au contraire, n'est que la conséquence et l'ex-
pression naturelle de ses phénomènes ; c'est
elle qui nous force à établir un rapport exact
entre un fait général constaté et tous les faits
particuliers qui en dépendent. Le médecin in-
struit et doué du talent observateur saura tou-

jours éviter les écueils que lui présente le premier, et sentira de quelle nécessité est la seconde pour lui faire apprécier dans sa pratique les cas même les plus difficiles. C'est pour avoir négligé de semblables principes que l'on a vu à chaque époque médicale certaines affections morbides être soumises, sans aucune distinction rationnelle, à quelques procédés thérapeutiques consacrés plutôt par une longue habitude que par une sage expérience. Rien ne peut mieux prouver ce que nous avançons, que l'examen exact de la maladie dont nous devons nous occuper.

De toutes celles, en effet, qui le plus long-temps ont été sous la domination de l'empirisme, la colique de plomb sans doute en est un des exemples les plus frappans. Tour à tour traitée par les émétiques et les vomitifs, par les antiphlogistiques et les opiacés, par les sudorifiques et les émolliens ; et, par le mélange de ces diverses médications, on l'a vue au dix-septième siècle enchaînée sous l'empire d'un remède particulier, auquel on donna le nom de *macaroni*. Cette préparation pharmaceutique, apportée en France par des religieux venant de l'Italie, fut sans obstacle introduite dans l'hôpital de la Charité, malgré que ce fût à une époque où les disputes sur l'antimoine étaient très vives. Mais tel était le goût d'un siècle fécond en panacées et remèdes universels, que l'on regardait comme des spécifiques, et propres à toutes les maladies graves, tout ce qui sortait des fourneaux des chimistes. Production des travaux de ces derniers, ils devaient jouir nécessairement d'une grande célébrité, et étouffer tous les moyens qui, sans résultats merveilleux, ne tendaient pas à étonner le public. Le règne du macaroni fut d'assez longue durée; cependant, au moment où la théorie de l'inflammation prit le dessus dans les écoles de médecine, plusieurs des maladies qu'on lui avait abandonnées lui furent enlevées, et la colique métallique fut la seule sur laquelle il conserva ses droits. Une pareille conséquence était due à ce qu'on avait jugé que cette maladie avait sa cause matérielle inhérente dans le corps, et qu'ainsi il était impossible de se refuser à l'idée d'un remède propre à expulser le poison métallique.

L'administration du macaroni ne fut pas sans accidens, et les protestations diverses qu'on lança contre ce remède forcèrent ses partisans à lui substituer un nom plus convenable. Il fut remplacé par celui de *mochlique*, épithète accordée à tous les purgatifs, et fut donné à une dose moindre. Cette espèce de mutation sembla concilier les esprits, et la nouvelle préparation resta encore quelque temps sans éprouver des changemens, jusqu'au moment où les médecins Burette, Reneaulme, et principalement Le Hoc, lui portèrent le dernier coup. Dès lors, il ne fut plus question à l'hôpital de la Charité de ces deux compositions, et l'on n'eut recours à d'autres vomitifs qu'au tartre stibié. Desbois de Rochefort enfin parut, et donna naissance à cette méthode généralement connue sous le titre de *traitement de la Charité*, et composé, comme on le sait, de l'administration successive de purgatifs, vomitifs, sudorifiques et opiacés. Appuyé du sceau de l'expérience, quelque temps encore il résistera aux atteintes qu'on pourrait avec raison lui porter; et cependant au moment où nous parlons, s'élève, dans un hôpital gouverné par un médecin recommandable, une méthode complétement antiphlogistique, et dont les succès peuvent être opposés et même s'élever en nombre au-dessus de ceux que compterait l'hôpital qu'il rivalise.

Si le traitement dit *de la Charité* a joui et jouit encore d'une si haute réputation, c'est que les médecins, pleins de vénération pour les opinions des anciens et pour ce que leur avait dicté l'expérience, n'osaient lutter contre de si puissans moyens. Cependant, doutant parfois du succès d'une pareille méthode, et incertains sur les divers traitemens qui lui ont donné naissance, ils crurent devoir à cet égard élever quelques contestations. C'est ainsi qu'au siècle dernier on vit Dubois opposer son éloquence, digne, comme le disait un praticien distingué, du siècle d'Auguste, à la théorie d'Astruc, et que Bordeu, appuyant de son autorité cette dernière théorie, parut la venger des atteintes que lui avait portées Dubois. C'est ainsi qu'au temps où nous vivons on a vu et l'on voit encore des praticiens s'écarter de la route que leur

avait tracée cette longue et puissante expérience.
A l'hôpital Saint-Antoine, on sait qu'un médecin a cherché à attirer l'attention des praticiens
sur une méthode dont il cite trois observations
de succès dans l'*Annuaire médico-chirurgical
des hôpitaux*. A l'hôpital de la Charité même,
on n'ignore pas que M. le professeur Fouquier,
médecin distingué, et connu par la justesse de
son diagnostic, n'a pas craint de modifier le
traitement, en diminuant la quantité de purgatifs ou de vomitifs, et en y joignant fréquemment l'usage de la saignée. Que penser d'une
pareille incertitude ? Au temps où nous vivons,
et d'apres les progrès rapidés des sciences médicales, ne doit-elle pas encourager les médecins
observateurs à fixer sur cette maladie une méthode véritablement rationnelle? Celle de la Charité ne peut être regardée comme telle ; élevée
sur un échafaudage informe de médicamens
pris au hasard, elle ne se trouve nullement
soutenue par un sage raisonnement ; l'expérience seule, ou plutôt une aveugle routine,
lui a prêté jusqu'à présent son appui. Ne serait-
il donc pas possible de la plonger dans l'oubli,

en cherchant à la remplacer par une autre?

La méthode antiphlogistique, aussi certaine que prompte dans ses résultats, n'offrant point le désavantage qu'entraîne après elle la précédente, celui d'exposer les malades à diverses affections chroniques, est la seule en ce moment capable de fixer l'attention et le choix des praticiens. Quelques observations que nous avons recueillies à l'hôpital Beaujon, où règne cette méthode, sagement administrée par M. Renauldin, les succès heureux qui en ont été la suite, nous font un devoir de les publier, et regretter en même temps de n'avoir pu en recueillir un plus grand nombre. Puisse ce léger effort de notre part jeter quelque jour sur une maladie qui a fait et fait encore le sujet de nombreuses discussions, et exciter les médecins observateurs à fixer sur elle une méthode basée tout à la fois, et sur le raisonnement, et sur l'expérience!

PREMIÈRE OBSERVATION.

Dupart (*Jean*), âgé de dix-neuf ans, d'un tempérament sanguin, est employé, depuis le 1er août 1822, à la fabrique de Clichy, où il est chargé de charrier le blanc de céruse. Cette opération nécessite qu'il s'approche des fours, et l'expose ainsi à respirer les vapeurs qui s'élèvent pendant la calcination. C'est pour la première fois qu'il est atteint de la colique de plomb ; l'invasion date du 25 août 1822, et s'est annoncée par des vomissemens et des douleurs dans l'abdomen, qui cependant ne furent pas assez vives pour le forcer à quitter ses travaux. Il resta dans cet état jusqu'au moment où ses souffrances augmentant, l'obligèrent d'entrer le 4 à l'hospice Beaujon.

Observé le 5, tels sont les symptômes qu'il présenta : céphalalgie légère ; langue recouverte d'un enduit verdâtre, rosée sur ses bords ; soif vive ; nausées accompagnées de vomissemens fréquens de matières vertes ; douleurs de l'abdomen telles que le malade ne sait quelle position conserver dans son lit, où cependant il se trouve mieux placé sur le dos ; elles sont augmentées par la plus légère pression, et leur

siége principal est vers l'ombilic et l'épigastre ;
constipation depuis deux jours ; douleurs convulsives dans les membres ; pouls plein et sans
fréquence ; peau chaude et sèche. On prescrit
vingt sangsues placées sur la peau, entre l'ombilic et l'épigastre ; fomentations émollientes,
looch huileux, limonade végétale, lavement,
diète.

Le 6, les vomissemens persistent au point
que l'estomac ne peut supporter aucune bois-
son ; les douleurs de l'abdomen sont toujours
très vives, et les lavemens sont rendus tels qu'ils
sont donnés ; le pouls conserve de la plénitude,
et n'offre point de fréquence, la langue présente
la même teinte. (Vingt-cinq sangsues, limonade
végétale, eau de gomme, fomentations émollientes, looch huileux, lavement, diète.)

Le 7, aux symptômes précédens, qui sont
les mêmes, on doit joindre que l'émission des
urines, qui auparavant s'exécutait bien, est très
douloureuse, que ce liquide est rouge, et que
les douleurs des membres sont effacées par la
prédominance de celles de l'abdomen ; les vomissemens persistent. (Vingt sangsues à l'épigastre ; limonade, émulsion nitrée, potion antispasmodique, lavemens, fomentations émollientes, diète.)

Le 8, les vomissemens ont diminué de fréquence, le ventre est moins douloureux, la constipation persiste, l'émission des urines se fait avec moins de douleur, le pouls est fréquent, la peau chaude et sèche. (Limonade, émulsion nitrée, potion antispasmodique, fomentations émollientes, lavemens *ij*, diète.)

Le 9, cessation des vomissemens, l'abdomen n'est douloureux que dans la région du cœcum. (Même prescription.)

Le 10, les vomissemens ont reparu, mais avec moins de fréquence qu'antérieurement, le ventre est sensible dans toute son étendue, surtout au cœcum ; pas de selles, émission des urines douloureuse, pouls fréquent. (Même prescription.)

Les 11 et 12, même état. (Looch simple, opium gr. *ij*, émulsion nitrée, quinze sangsues, lavement, diète.)

Le 13, les vomissemens cessent. (Looch, opium gr. *j*, émulsion nitrée, lavement, diète.)

Le 14, le ventre est souple et n'offre qu'une légère douleur à l'épigastre, la constipation seule persiste, le pouls n'offre plus de fréquence. (Même prescription.)

Le 15, même état.

Le 16, le malade n'éprouve aucune douleur

dans toute l'étendue de l'abdomen, et il a eu deux selles. (Looch, émulsion, lavement, deux bouillons.)

Le 17, il entre en convalescence et se dispose à sortir.

Réflexions. — Un examen attentif de cette observation, nous fait voir combien il serait difficile de vouloir séparer la maladie qui en fait le sujet de celles dites inflammatoires. Qu'en effet on suppose, pour un instant, que le malade n'eût pu déclarer la cause qui y a donné lieu, et que le médecin se vît obligé de s'en rapporter à l'existence seule des symptômes; eût-il été possible, à ce dernier, de ne pas la prendre pour une phlegmasie du tube intestinal? Le début de la maladie par les vomissemens et les douleurs, la prolongation et l'acuité de celles-ci, leur siége à l'épigastre et à l'ombilic, leur augmentation par la pression, l'état de la langue, etc., en sont des preuves convaincantes. Qu'on suive maintenant sa marche, on verra que la phlegmasie, loin d'abandonner son premier siége, s'est propagée jusqu'à la vessie au point de rendre douloureuse l'émission des urines, que les symptômes ont augmenté en raison de l'intensité de la maladie, qu'enfin ils ont cédé à l'emploi du régime antiphlogistique, et que, reparaissant de nouveau, on les a vu de nouveau disparaître à l'aide de ce même régime. D'après ce, on conçoit qu'il serait assez difficile de faire croire que tous ces désordres fussent dépendans plutôt de la lésion du système nerveux, que de celle de la muqueuse de l'estomac et des intestins.

SECONDE OBSERVATION.

Guibout (*Louis-Benoît*), âgé de vingt-neuf ans, d'un tempérament sanguin, est employé depuis le 21 juillet 1822 à la fabrique de Clichy, où il est chargé de transposer dans des vases le blanc de céruse. Cette opération, qui nécessite de sa part l'approche des fours pendant la calcination du plomb, l'expose à respirer la poussière qui s'en exhale. C'est pour la première fois qu'il a la colique de plomb, dont l'invasion date du 7 septembre 1822, et s'est annoncée par des douleurs à l'ombilic, nausées, vomissement et constipation.

Entré le 10 à l'hôpital Beaujon et observé le 11, tel est l'état qu'il a présenté : anxiété extrême portée jusqu'à la gêne de la respiration; incertitude du choix dans la position à conserver au lit, celle du ventre étant la plus avantageuse; langue couverte d'un enduit muqueux verdâtre; soif vive; douleur à l'épigastre seul; constipation depuis trois jours; nausées sans vomissement; pouls dur sans fréquence; peau chaude et sèche; nulles douleurs dans les membres. (On prescrit vingt-cinq sangsues à l'épigastre, limonade végétale, looch, lavement, diète.)

Le 12, respiration plus facile, épigastre peu sensible, une selle. (Limonade végétale, looch, lavement, diète.)

Le 13, l'amélioration se continue. (Même prescription et on donne pour alimens deux soupes et des pruneaux.)

Le 14, convalescence complète annoncée par une langue lisse et humide, l'indolence et la souplesse du ventre, et les fonctions libres des intestins.

Réflexions. — On voit avec quelle rapidité le traitement antiphlogistique a réussi chez ce malade, une seule application de sangsues a suffi pour faire disparaître tous les symptômes. Nous pensons qu'il en eût été de même à l'égard du sujet de l'Observation précédente, s'il n'eût pas attendu pour réclamer les secours de la médecine que la maladie fût parvenue à son plus haut degré d'intensité.

Ces deux Observations offrent de l'intérêt en ce qu'elles sont puisées chez deux sujets jeunes, d'un tempérament sanguin, et pour la première fois atteints de la colique métallique. Ce qui tend à démontrer que moins un tissu est soumis aux causes irritantes, plus il sera susceptible de dénoter les symptômes de l'inflammation à laquelle il se trouve exposé. Qu'on observe au

contraire un sujet soumis aux atteintes réitérées
de la colique métallique, on se convaincra que
tous les symptômes qui servent à faire recon‑
naître cette maladie seront moins saillans; et
c'est alors que, loin de la considérer comme une
phlegmasie, on cherchera aussitôt à la classer
parmi les névroses.

TROISIÈME OBSERVATION.

ADAM (*Jean-Gabriel*), âgé de seize ans, d'un tempérament sanguin, est employé dans la fabrique de Clichy, à broyer le blanc de céruse. C'est pour la seconde fois qu'il est atteint de la colique de plomb. Celle qui se présente à notre observation s'est déclarée par une douleur vive à l'ombilic, de la céphalalgie et des douleurs dans les membres.

Entré à l'hospice Beaujon le 18 août 1822, et observé le 19, il a présenté les symptômes suivans. Céphalalgie légère, langue blanche à son centre et rouge sur ses bords, soif vive, point de nausées, abdomen douloureux principalement à l'ombilic, constipation qui dure depuis trois jours, urines rouges, pouls fréquent, peau chaude et sèche, légères douleurs dans les membres. (On prescrit vingt-cinq sangsues sur l'ombilic, fomentations émollientes, lavement, limonade végétale, diète.)

Le 20, langue dans le même état, plus de céphalalgie, soif moins vive, ventre indolent dans toute son étendue; une selle abondante de matières dures a beaucoup soulagé le malade; pouls encore fréquent, peau chaude et moite. (Limonade végétale, lavement, fomentations, diète.)

Le 21 , la soif est comme dans l'état de santé, le pouls sans fréquence, la peau d'une chaleur douce, et les douleurs des membres ont cessé. (Limonade, lavement, deux bouillons.)

Du 22 au 24, jour de sa sortie, le malade doit être considéré comme convalescent; la langue est molle, égale et vermeille, les déjections alvines s'exécutent une fois par jour, le pouls est sans fréquence, et l'abdomen indolent dans tous ses points.

Réflexions. — Dans cette observation comme dans les précédentes, les symptômes se sont montrés constamment les mêmes et propres à démontrer une véritable phlegmasie du tube intestinal; tels que la rougeur de la langue, l'augmentation de la soif, les douleurs abdominales, etc. En outre on rencontre ici la fréquence du pouls, et l'augmentation de la chaleur de la peau, caractères distinctifs de la fièvre que les auteurs ont soustrait à la colique métallique, comme devant la faire distinguer de toute autre affection abdominale. La marche de la maladie a été simple, la durée courte, et le traitement aussi favorable qu'on pouvait l'espérer.

QUATRIÈME OBSERVATION.

DURAND (*François-Victor*), âgé de trente ans, d'un tempérament sanguin, travaille depuis un mois à la fabrique de Clichy, où il est employé à calciner le plomb pour la fabrication du blanc de céruse. Sans cesse exposé aux vapeurs qui se dégagent pendant cette opération, il n'a pu échapper aux atteintes de la colique métallique. C'est pour la première fois qu'il éprouve cette maladie, dont l'invasion date du 26 août 1822, et s'annonça par de la céphalalgie et de la con-stipation.

Entré à l'hospice Beaujon le 4 septembre, et obsérvé le 5, tels sont les symptômes qu'il a présentés. Céphalalgie d'autant plus vive qu'elle se trouve augmentée par une blessure que porte le malade au-dessus de la bosse frontale gauche, blessure qui, ayant nécessité l'opération du tré-pan et quoiqu'elle soit bien cicatrisée, ne laisse pas de devenir douloureuse par la plus légère cause; langue lisse et tendant à la sécheresse, soif vive, nausées sans vomissement, ventre douloureux et sensible à la pression exercée sur l'épigastre et l'ombilic, constipation, pouls plein et sans fréquence, douleurs convulsives dans les membres. (Vingt-cinq sangsues sont appliquées entre l'épigastre et l'ombilic, fomentations émollientes, lavement, limonade végétale, looch huileux, diète.)

Le 6, plus de nausées ; soif moins vive ; langue très humide ; douleurs de l'abdomen ne se faisant plus sentir vers l'épigastre et l'ombilic, mais dans la région du cœcum où elles sont légères ; deux selles ont eu lieu ; la céphalalgie persiste. (Même prescription, hormis les sangsues ; deux bouillons.)

Le 7, la céphalalgie est légère ; deux selles ont été obtenues sans l'aide des lavemens ; des douleurs légères se font sentir dans les articulations des doigts. (Même prescription, trois bouillons.)

Le 8, les douleurs des doigts ont disparu. (Deux soupes.)

Le 9, convalescence complète marquée par l'état de la langue qui est égale, vermeille et humide ; l'absence des douleurs ; le retour de l'appetit, et l'exécution saine de toutes les fonctions. ($\frac{1}{4}$.)

Réflexions. — Outre les symptômes reconnus dans les Observations précédentes, on doit ici en remarquer un de ceux sur lesquels les auteurs ont appelé une attention spéciale, je veux parler des douleurs dans les articulations des doigts. Un pareil phénomène, je le pense, ne peut être considéré que comme le résultat de la vive irritation exercée par le plomb sur l'estomac et les intestins; de la même manière qu'une entérite ou une gastrite entretient des douleurs dans les membres, avec cette différence seule que celles-ci sont moins prononcées dans les derniers cas, à cause de l'intensité moindre de l'irritation.

CINQUIÈME OBSERVATION.

Tassu (*André*), âgé de trente-trois ans, d'un tempérament sanguin, est employé depuis le 1ᵉʳ août 1812 à la fabrique de Clichy, où il est chargé d'écraser le blanc de céruse. C'est pour la première fois qu'il est atteint de la colique de plomb; l'invasion de la maladie date du 2 septembre, et s'est déclarée par des nausées, de la constipation, et des douleurs dans l'abdomen et les membres.

Entré le 3 à l'hospice Beaujon et observé le 4, tels sont les symptômes qu'il a présentés. Céphalalgie telle que le malade est toujours porté à se livrer au sommeil; langue blanche et peu humide, soif vive, nausées accompagnées de vomissemens de matières vertes, ventre tendu, douloureux à l'épigastre et à l'ombilic, et sensible à la pression, constipation depuis quatre jours, urines chargées d'un sédiment rougeâtre, douleurs convulsives des membres et principalement dans les parties rapprochées des articulations, pouls peu développé et sans fréquence, peau chaude et sèche. (Vingt-cinq sangsues sont appliquées sur l'abdomen, fomentations émollientes, looch huileux, limonade végétale, lavement, diète).

Le 5, céphalalgie moindre; langue plus humide, soif moins vive, continuation des nausées et de la constipation, plus de vomissemens, abdomen moins tendu et moins sensible à la pression, persistance des douleurs des membres. (Fomentations émollientes, limonade végétale, looch huileux, lavement, diète.)

Le 6, plus de céphalalgie, soif réduite à l'état de santé, plus de nausées, tension et sensibilité légères du ventre, trois selles, douleurs des membres converties en un état de lassitude, pouls sans fréquence, peau d'une chaleur douce. (Même prescription, + trois bouillons.)

Le 7, le ventre est souple et indolent, et trois selles ont été obtenues. (Potion gommeuse, looch huileux, limonade végétale, trois bouillons.)

Le 8, même état; on accorde deux soupes.

Le 9, aussitôt après l'ingestion des alimens, les vomissemens sont survenus, et la constipation en a été la suite, sans cependant que le ventre fût douloureux. (Potion antispasmodique, fomentations émollientes, limonade végétale, lavemens *ij*, diète.)

Le 10, cessation des vomissemens, une selle. (Même prescription.)

Le 11, fonctions libres du tube alimentaire. (Limonade, looch, deux soupes.)

Le 12, convalescence complète dénotée par l'état de la langue qui est lisse et vermeille, l'absence des douleurs et le retour de l'appétit. (Deux soupes, riz, pruneaux.)

Réflexions. — Dans cette Observation nous remarquons le même phénomène que dans la précédente, c'est-à-dire douleurs des membres portées jusqu'à produire des mouvemens convulsifs. Ces douleurs sont, comme on a dû le voir, en raison de l'intensité de l'irritation, qui ne s'est pas bornée aux viscères abdominaux, mais qui encore commençait à étendre son influence sur l'organe encéphalique. Le régime antiphlogistique a fait disparaître ces symptômes, puisque nous voyons aussitôt après l'application des sangsues l'état du malade s'améliorer, la tendance au sommeil n'avoir plus lieu, et les douleurs perdre de leur intensité. Celles-ci, comme on peut le remarquer, ont suivi la marche de la maladie; car à mesure que cette dernière perdait de sa gravité elles devenaient moins fortes, et se rapprochaient pour ainsi dire de cet état de lassitude que l'on observe dans le début de toutes les maladies; ce qui ne fut pas arrivé, si elles eussent été le résultat du transport des particules métalliques sur les tissus douloureux. On a dû s'apercevoir en outre avec quelle promptitude les alimens accordés trop tôt ont fait reparaître une partie des symptômes, tels que les vomissemens et la constipation. Ce phénomène tend à nous démontrer qu'on ne doit pas considérer cette dernière, ainsi que l'ont pensé plusieurs auteurs, comme le résultat de la propriété que possède le plomb de *dessécher*, et de diminuer la sensibilité des tissus sur lesquels il agit, mais plutôt comme la conséquence de l'irritation produite par lui sur la membrane muqueuse intestinale.

SIXIÈME OBSERVATION.

DEGESNE (*Jean-Baptiste*), âgé de dix-huit ans, d'un tempérament sanguin, habite Paris depuis six ans, où pendant tout ce temps il a exercé la profession de peintre en bâtimens.

C'est pour la première fois qu'il se trouve atteint de la colique métallique. L'invasion de la maladie date du 13 août 1822, et se déclara par la présence d'une céphalalgie et de douleurs très vives dans l'abdomen. Un de ses camarades lui conseilla de prendre trois grains d'émétique qui suscitèrent plusieurs vomissemens et quelques selles; à ce moyen il joignit l'usage de bouillons aux herbes et du thé, ce qui parut lui procurer quelque soulagement. Il reprit ses travaux ordinaires; mais, six jours après, les coliques reparurent avec une intensité telle que le malade ne pouvait conserver aucune position; à ce symptôme se joignit une constipation opiniâtre. Il resta dans cet état jusqu'au 25, jour de son entrée à l'hospice Beaujon.

Observé le 26, tels sont les symptômes qu'il présenta : céphalalgie assez forte; soif très vive; langue blanchâtre à son centre et rosée sur ses bords; nausées sans vomissement; abdomen dur et douloureux, principalement à l'épigastre;

constipation qui dure depuis cinq jours ; pouls
dur et fréquent ; peau chaude, surtout à l'abdomen ; sueurs à la face ; contractions musculaires des membres, douloureux principalement
dans les parties rapprochées des articulations.
(On fait appliquer vingt-cinq sangsues sur l'épigastre, fomentations émollientes, tisane gommeuse et oximélée, looch, deux lavemens émolliens, diète.)

Le 27, la céphalalgie est moindre ; la soif encore vive ; plus de nausées ; ventre beaucoup
moins sensible ; deux selles ; pouls encore fréquent et moins dur ; peau d'une chaleur douce ;
douleurs des membres presque nulles. (Limonade végétale, potion huileuse, lavement, fomentations émollientes, diète.)

Le 28, la langue est encore rouge sur ses bords
et tachetée de petits points blanchâtres à son
centre ; la soif moins vive ; du reste le ventre
est souple et indolent ; le malade a obtenu aujourd'hui une selle sans lavement ; il éprouve
encore des douleurs sourdes dans les membres ;
le pouls est sans fréquence. (Limonade végétale, julep, looch, lavement, trois bouillons.)

Le 29, l'état de la langue, qui est lisse, humide et vermeille ; l'absence des douleurs, soit
dans l'abdomen, soit dans les membres ; la faci-

lité des évacuations alvines, l'égalité du pouls, annoncent une convalescence complète.

Réflexions. — Ici se présente une remarque assez importante à faire à l'égard d'un symptôme que les auteurs ont considéré comme caractéristique de la colique métallique ; nous voulons parler de la constipation. Déjà nous nous sommes prononcés dans la précédente Observation sur ce qui a rapport à ce phénomène ; nous nous servirons de l'examen de celle-ci pour démontrer combien l'opinion des praticiens à cet égard est défectueuse. Persuadés tous que, puisque ce symptôme dépend de la diminution de sensibilité des intestins, occasionnée par le plomb, il faut le combattre par des moyens capables d'exciter leur mouvement péristaltique, ils mettent en usage les vomitifs et les purgatifs les plus violens, sans songer aux accidens qui peuvent en être le résultat. Chez ce malade cependant, envers qui de semblables moyens n'ont pas été employés, on a dû voir que, dès que le médecin s'est appliqué à diminuer par le régime antiphlogistique l'irritation fixée sur le tube intestinal, la constipation a complétement cessé.

SEPTIÈME OBSERVATION.

Verger (*Louis-Mélesse*), âgé de trente-deux
ans, d'une forte constitution et d'un tempérament sanguin, habite Paris depuis plusieurs
années, où il a exercé la profession de tanneur
jusqu'au moment où il est entré comme ouvrier
à la fabrique de Courbevoie. Chargé d'écraser
le blanc de céruse après l'avoir fait calciner, il
est exposé à respirer la poussière qui se dégage
pendant la première de ces opérations. C'est
pour la première fois qu'il se trouve atteint de
la colique métallique, dont l'invasion date de
huit jours, et se déclara par la présence de douleurs dans le ventre, nausées sans vomissement,
point de constipation, céphalalgie et crampes
dans les membres.

Entré le 30 août à l'hospice Beaujon, et
observé le 31, tel est l'état qu'il a présenté :
visage d'une teinte jaunâtre ; céphalalgie sus-
orbitaire ; langue nette et lisse ; perte d'appétit ;
soif assez vive ; nausées ; expuition abondante
de mucosités accompagnées d'un vomissement ;
ventre dur et douloureux seulement à l'ombilic
et à l'épigastre, aussi sensible à une pression modérée qu'à une pression forte exercée sur ces
deux régions ; incertitude du malade dans le

choix d'une position ; ombilic un peu déprimé ;
douleurs suivant le trajet des cordons sperma-
tiques ; rétraction en haut des testicules ; point
de constipation ; le malade a eu deux selles ce
matin ; pouls lent ; peau n'offrant d'augmentation de chaleur qu'à l'abdomen ; crampes dans
les membres, principalement douloureux vers
les articulations. (Vingt sangsues sont apposées
sur l'ombilic; limonade végétale, julep, fomentations émollientes, lavement, diète.)

Le 1er septembre, l'application des sangsues
n'a procuré qu'un léger soulagement ; le ventre
est encore sensible ; depuis hier matin pas de
selles ; un vomissement a eu lieu ; le pouls a pris
du développement, et est dur au tact ; la peau
est généralement chaude ; les douleurs des membres sont les mêmes. (Vingt sangsues au-dessous
de l'ombilic, etc.)

Le 2, amélioration apparente ; plus de nausées
ni vomissement ; abdomen moins sensible et
moins tendu ; le malade n'a pas encore obtenu
de selles ; plus de douleurs dans les membres ;
pouls plein ; peau chaude et sèche ; les dents
sont douloureuses. (Limonade végétale, potion
huileuse, julep, fomentations émollientes, lavement, diète.)

Le 3, l'amélioration se maintient ; le ventre

est peu sensible ; mais la constipation persiste. (Même prescription , + trois bouillons.)

Le 4, même état. (Même prescription, + deux vermicelles.)

Le 5, le ventre n'offre plus de sensibilité. (Même prescription ; deux vermicelles, pruneaux.)

Le 6, les symptômes morbides reparaissent et sont réveillés par l'usage trop précipité des alimens. La langue est recouverte d'un enduit verdâtre ; le ventre est dur, douloureux seulement à l'épigastre ; les nausées se renouvellent ; la constipation persiste ; le pouls est plein, sans fréquence. (Limonade végétale, looch huileux, fomentations émollientes, lavement, diète.)

Le 7, la sensibilité du ventre devient générale ; mais conserve sa prédominance à l'épigastre. (Limonade végétale, émulsion, lavement avec miel mercurial, fomentations émollientes, vingt sangsues à l'épigastre, diète.)

Le 8, plus de nausées, ventre souple et indolent dans tous ses points, la constipation seule persiste. (Même prescription, hormis les sangsues.)

Le 9, le malade a eu deux selles. (Deux bouillons.)

Le 10, convalescence complète dénotée par l'absence de toutes douleurs.

Réflexions. — L'examen de cette Observation nous fait voir une colique métallique portée à un très haut degré. L'invasion a été marquée par des symptômes bien apparens d'une vive irritation du tube intestinal, irritation qui n'a pas perdu de son intensité lorsque le malade s'est présenté à nous. Malgré la gravité de ces symptômes, la maladie a cédé au régime anti-phlogistique, et aussitôt après une double application de sangsues, un amendement notable a été obtenu. Mais ce que l'on doit noter de remarquable dans cette Observation, c'est la prompte apparition des symptômes après l'usage des alimens, et leur disparition qui n'a eu lieu qu'après une nouvelle application de sangsues.

HUITIÈME OBSERVATION.

Morelle (*François-Nicolas*), âgé de soixante-six ans, d'un tempérament lymphatique, travaille depuis un an à la fabrique de Clichy. Avant d'entreprendre ce nouveau genre d'occupations, il avait exercé l'état de peintre en bâtimens pendant quarante-cinq ans, espace de temps durant lequel il n'a jamais éprouvé la colique. Employé dans la fabrique dénommée, à calciner le plomb pour en retirer le *minium*, et cette opération terminée, obligé de le passer à travers un crible de fer très fin, il en respire toute la poussière qui s'en dégage. C'est ainsi que pour la seconde fois, il se trouve atteint de la colique métallique ; la première, traitée par le régime antiphlogistique, a été guérie en l'espace de six jours. Celle qui se présente à notre observation date du 21 août 1822, et a débuté par une douleur assez vive à l'ombilic, nausées sans vomissemens, constipation et sensibilité de la plante des pieds exaltée à un point tel qu'il lui était impossible de marcher.

Entré le 23 à l'hospice Beaujon et observé le 24, tels sont les symptômes qu'on remarque en lui. Céphalalgie sus-orbitaire, langue couverte d'un enduit muqueux blanchâtre, soif assez vive, nausées fréquentes et accompagnées aujourd'hui d'un vomissement d'un liquide verdâtre, anorexie, abdomen balloné, douloureux dans toute son étendue, et sensible à la pression surtout à l'épigastre et à l'ombilic, constipation, diminution dans la sécrétion des urines, pouls dur et sans fréquence, douleurs dans les membres supérieurs, plus vives à l'extrémité des doigts; des membres inférieurs, la plante des pieds seule est douloureuse, mais beaucoup moins qu'elle l'était dans le principe de la maladie. (Vingt sangsues sur l'abdomen, limonade végétale, lavement, diète.)

Le 25, la céphalalgie est presque nulle, le malade n'éprouve plus de nausées, il n'y a pas eu de vomissemens, le ventre est encore tendu et sensible à la pression, les urines sont un peu plus abondantes, le pouls sans fréquence, la constipation persiste. (Limonade végétale, fomentations émollientes, deux lavemens, diète.)

Le 26, plus de céphalalgie, ventre souple et indolent, plus de constipation, émission des urines facile et abondante; il ne reste au malade qu'un sentiment de lassitude dans les membres. (Même prescription.)

Le 27, le malade peut être considéré comme

convalescent : la langue est molle et vermeille, l'appétit renaît, les déjections alvines s'exécutent seules, aucunes douleurs ne se font sentir nulle part.

Réflexions. — Si on ne voulait pas chercher à se rendre compte du phénomène particulier que présente cette Observation, nous voulons parler de la sensibilité des pieds, le traitement seul suffirait pour convaincre combien il est dépendant de l'irritation gastro-intestinale. En effet, simple dès le début de la maladie, on voit que non seulement la sensibilité des extrémités inférieures se trouve exaltée, mais même celle des membres supérieurs, et que cette exaltation est en raison directe de l'augmentation des symptômes : à mesure que ceux-ci ont perdu de leur intensité par l'effet seul du traitement, celle-là a complétement disparu.

NEUVIÈME OBSERVATION.

Delpuche (*Jean*), âgé de cinquante-sept ans, d'un tempérament lymphatique, est employé depuis quatre mois à Pontoise (Seine-et-Oise), à calciner le plomb. Dans cette fabrique il est constamment exposé à respirer la poussière qui se dégage d'une semblable opération. C'est ainsi que pour la seconde fois il se trouve atteint de la colique métallique. La première, traitée par les antiphlogistiques, a été délivrée en quarante-huit heures des symptômes les plus graves, auxquels a succédé une convalescence de huit jours. La seconde date du 18 août 1822, et s'est déclarée par des douleurs dans l'abdomen et les articulations des membres, des nausées sans vomissement et de la constipation.

Entré le 21 à l'hospice Beaujon et observé le 22, il a présenté l'état suivant : teint jaunâtre ; légère céphalalgie ; soif nullement augmentée ; anorexie ; haleine fétide ; langue recouverte d'un enduit verdâtre, et présentant sur ses bords une teinte rosée ; nausées sans vomissemens ; expectoration de mucosités, laissant à leur suite un goût métallique ; sentiment de constriction dans la poitrine et l'abdomen ; cette dernière partie est ballonée, douloureuse et sensible à une pression exercée sur l'épigastre et l'ombilic ; les intestins sont comme réunis en peloton, et font éprouver au malade un sentiment de torsion ; les membres, et principalement leurs articulations, sont douloureux ; le pouls est dur et fréquent ; la peau est chaude et moite ; les urines sont rouges, et leur émission se fait sans douleur. (Limonade végétale, potion gommeuse, lavement, vingt-cinq sangsues sur l'abdomen, diète.)

Le 23, amélioration de presque tous les symptômes ; l'abdomen est moins tendu et moins douloureux, et supporte plus facilement la pression ; les nausées et la constipation continuent ; le pouls est moins fréquent. (Limonade végétale, looch, julep, lavement, diète.)

Le 24, les nausées ont complétement disparu ; le ventre est souple, et offre encore un peu de sensibilité à l'ombilic ; la constipation persiste ; la peau est d'une chaleur douce ; les douleurs des membres sont légères. (Même prescription.)

Le 25, les déjections alvines sont rétablies, et le malade n'éprouve de tous les symptômes détaillés qu'un sentiment de lassitude dans les membres ; l'appétit commence à renaître. (Limonade végétale, julep somnifère, lavement, trois bouillons.)

Le 26, convalescence complète dénotée par l'état de la langue, qui est lisse, humide et vermeille ; la souplesse et l'indolence du ventre, la facilité avec laquelle se font les déjections alvines, la régularité du pouls, la chaleur douce de la peau et l'absence des douleurs dans les membres. (Deux vermicelles, pruneaux.)

Réflexions. — Ici nous rencontrons un symptôme qui ne se trouve pas noté dans les autres observations, et qui cependant se fût laissé reconnaître, si à l'égard des autres malades nous eussions étendu nos questions jusque sur ce point ; nous voulons parler du *goût métallique.* Un pareil phénomène nous fait voir que c'est réellement sur la membrane muqueuse des voies gastriques que les particules métalliques portent leur action, soit en se mélangeant avec la salive, soit avec les mucosités.

DIXIÈME OBSERVATION.

Poulain (*René*), âgé de quarante-sept ans, entra à l'Hôtel-Dieu le 6 janvier 1825. Cet homme, d'une forte constitution, d'un tempérament bilieux, était employé à Clichy, dans une fabrique de blanc de céruse (carbonate de plomb). A son entrée dans cet établissement il jouissait d'une santé parfaite; et pendant un mois il avait résisté à l'influence des vapeurs métalliques, lorsque, le 26 décembre 1824, il fut pris en travaillant de douleurs vives à la plante des pieds; bientôt les jambes furent engourdies, et peu à peu le mal gagna les cuisses, et arriva au ventre le 30 décembre. Forcé de quitter ses occupations, cet homme resta chez lui, prit des adoucissans; et ce ne fut qu'au douzième jour de la maladie qu'il vint chercher les secours de la médecine.

Voici quel était son état lorsqu'il entra à l'Hôtel-Dieu : décubitus dorsal; face pâle et grippée, exprimant la souffrance; de temps en temps contraction spasmodique des muscles du visage; peau chaude et humide; pouls plein, large et régulier; toux légère, mais fréquente; crachats muqueux, plus abondans que dans l'état ordinaire; langue molle et humide, un peu rouge sur ses bords; nausées sans vomissemens; excrétion facile des urines; céphalalgie occipitale augmentée par les efforts de toux; refroidissement des extrémités; haleine très fétide. A ces symptômes généraux se joignaient des coliques déchirantes, d'une nature particulière; loin que la pression les augmentât, le malade se servait au contraire de ce moyen pour apaiser ses douleurs, qu'il rapportait surtout à la région sus-ombilicale, à peu près sur le trajet du colon; c'est là aussi qu'il avait placé un mouchoir très serré pour déprimer fortement la paroi antérieure de l'abdomen : les coliques étaient plus fortes la nuit que le jour; il y avait insomnie, et le matin un peu de rémission. Depuis trois jours il n'y avait pas eu de selles; les intestins étaient distendus par des gaz dont le dégagement se faisait difficilement, et soulageait beaucoup le malade. L'ombilic n'était pas déprimé comme on le voit dans ces sortes d'affections.

Dès le lendemain de son entrée, le 7 janvier, M. Husson prescrivit le traitement de la Charité, premier jour; par erreur des pharmaciens, le lavement purgatif des peintres fut seul administré; il donna lieu à quelques évacuations; le malade se trouvait mieux le soir.

Le 8, on reprit le traitement de la Charité,

qui cette fois fut exécuté selon la formule. Il y eut des vomissemens et des selles en grande quantité ; diminution des douleurs ; le malade cesse de serrer son ventre.

Le 9, second jour du traitement, pas de selles, augmentation des douleurs.

Le 10, troisième jour du traitement, les douleurs persistent, constriction circulaire du ventre au-dessus de l'ombilic.

Le 11, quatrième jour du traitement, dans lequel il entre une potion purgative très forte, le malade se trouve mieux par suite des évacuations abondantes qu'elle procure.

Le 12 et jours suivans, on continue le traitement de la Charité sans obtenir de guérison complète. Chaque fois que le lavement purgatif ou la potion purgative étaient administrés, le malade affirmait être soulagé ; mais les douleurs reparaissaient ensuite. Jusqu'au 26 janvier (le traitement de la Charité était suivi depuis vingt jours), les alternatives d'amélioration et de rechute persistèrent, lorsque M. Husson ordonna l'application de trente sangsues à l'ombilic, une tisane pectorale et un julep béchique. Le soir toutes les douleurs avaient cessé ; Poulain eut une selle sans lavement et sans potion purgative ; ce qui n'était pas encore arrivé depuis le commencement du traitement. A dater de ce moment, la convalescence fut certaine ; on continua les antiphlogistiques, la tisane pectorale, les juleps béchiques et les lavemens émolliens. Dès lors on vit la physionomie triste de ce malheureux faire place à la sérénité ; l'appétit reparut, on revint avec prudence aux alimens, et le 1er février il put se lever et marcher. Il est sorti de l'hôpital le 10 de ce même mois.

ONZIÈME OBSERVATION.

Le nommé Christophe Flament, garçon, âgé de vingt-cinq ans, peintre en décors, brun, peu coloré, mais robuste et bien musclé, fut couché à l'Hôtel-Dieu, salle Saint-Joseph, le 25 janvier 1825, atteint d'une colique de plomb. Interrogé sur les commémoratifs, ce malade raconta que jusqu'à cette époque il avait toujours joui d'une bonne santé; qu'obligé par les circonstances à travailler au blanc de céruse, il était resté dans l'atelier pendant vingt-six jours consécutifs; que, pendant les vingt-deux premiers, il n'avait éprouvé aucun accident; mais qu'à partir du vingt-troisième jour, il avait commencé à respirer avec un peu de difficulté; bientôt des douleurs se manifestèrent dans l'abdomen, avec anorexie, dégoût, envie de vomir, et même vomissemens; en même temps parut un dévoiement qui ne dura que trois jours, et auquel succéda une constipation très opiniâtre: l'émission des urines se faisait avec difficulté; il existait une céphalalgie légère; la longueur des membres et les articulations étaient le siége de douleurs contusives extrêmement aiguës; le sommeil avait disparu, et le malade se plaignait d'un froid général qu'il avait en vain cherché à dissiper en buvant du lait et du vin chauds.

Tous ces symptômes prenant de l'intensité, décidèrent Flament à venir demander des secours à l'hôpital. En l'examinant alors (27 janvier), on trouva que les douleurs de l'abdomen étaient très intenses, offrant toutefois quelques rémittences; qu'elles siégeaient spécialement au-dessous de l'ombilic; qu'elles diminuaient beaucoup lorsque le malade se couchait sur le ventre; que cependant elles augmentaient par une pression forte exercée avec la main. Le pouls était à peu près dans l'état normal, la langue chargée, les douleurs des membres toujours très intenses, la peau, fort souple, se couvrait de sueur pour peu que le malade parlât quelque temps ou fît quelques mouvemens; il accusait beaucoup de faiblesse, et faillit en effet se trouver mal en cherchant à se lever.

Le médecin qui vit alors le malade (c'était le 28 janvier) songea aussitôt au traitement de la Charité : en conséquence il prescrivit les médicamens qui composent le premier jour de ce traitement. Il en résulta trois vomissemens, sans selles; les douleurs abdominales s'accrurent, ce que le malade attribuait aux efforts du vomissement.

Le lendemain 29, second jour du traitement,

quatre vomissemens, deux ou trois selles très liquides.

Le 3o, nul amendement; le malade n'a pas encore pu fermer l'œil depuis le commencement de sa maladie. On le met à la tisane et au bouillon.

Le 3i, on continue le même traitement empirique de la Charité.

Au 1ᵉʳ février, Flament était encore dans la même position lorsque M. Husson vint prendre le service de la salle Saint-Joseph. Ayant entendu vanter les succès que son honorable confrère, M. le docteur Renauldin, obtenait dans l'hôpital Beaujon, en traitant la colique de plomb par les antiphlogistiques, en ayant lui-même constaté les bons effets tout récemment sur un malade dont les douleurs avaient été rebelles au traitement de la Charité (voyez la dixième Observation, p. 3g), M. Husson eut aussitôt recours à ce moyen curatif.

En conséquence vingt sangsues furent appliquées sur l'abdomen, autour de l'ombilic; diète et boissons adoucissantes. Les sangsues n'eurent pas plus tôt commencé à se gorger de sang que le malade éprouva du soulagement à leur chute; l'écoulement fut favorisé par un large cataplasme émollient. A mesure que le sang coulait, les dou-

leurs se calmaient comme par enchantement,
tant à l'abdomen qu'aux membres; de telle sorte
que Flament, qui le matin ne pouvait se remuer
sans beaucoup souffrir, se leva le soir avec
facilité pour satisfaire à ses besoins; il eut une
selle liquide.

Le 2 février, amélioration complète, le ventre
est tout-à-fait indolent, les membres exécutent
leurs mouvemens avec facilité, la langue est net-
toyée, et l'appétit se prononce ; le malade se
sent plus fort que les jours précédens; ce qu'il
ne peut concevoir, après avoir été plus de huit
jours à la diète, et après avoir perdu une grande
quantité de sang par les sangsues. Enfin il se
félicite surtout d'avoir dormi les trois quarts de
la nuit, lui qui depuis onze jours n'avait pu goûter un seul instant les douceurs du sommeil. On
accorda quelques alimens, le bien-être se soutint les jours suivans, et Flament sortit, parfaitement guéri, de l'hôpital, le 6 février.

DOUZIÈME OBSERVATION.

Le 9 février 1825, on reçut à l'Hôtel-Dieu,
dans la salle Saint-Joseph, où M. Husson faisait
le service, le nommé Dobré, ancien militaire,
âgé de quarante-huit ans, homme grand et robuste, couvert de cicatrices, et usé par les
fatigues de la guerre. Cet homme néanmoins
avait toujours joui d'une bonne santé, lorsqu'il
fut employé à Clichy, à la préparation du blanc
de céruse. Il y travaillait depuis quinze jours,
sans avoir encore éprouvé aucun accident, lorsqu'il fut atteint le 24 janvier d'une courbature
générale, laquelle dégénéra bientôt en douleurs
fort vives dans la longueur des membres et les
articulations, surtout dans les membres supérieurs. Le lendemain 25, pendant la nuit l'abdomen donna des signes des atteintes de la maladie; des coliques atroces se manifestèrent tout
à coup : dès lors perte d'appétit, constipation
opiniâtre et insomnie incomplète. Forcé par l'intensité du mal d'entrer à l'hôpital, Dobré présentait, lors de son admission, tous les symptômes de la colique de plomb. Les douleurs
de l'abdomen étaient très vives, la constipation,
l'anorexie persistaient; il y avait une legère
céphalalgie; le pouls et la peau n'offraient rien

de particulier ; en exerçant avec la main une forte pression sur le ventre, on augmentait les douleurs, tandis que de légères frictions procuraient une sorte de soulagement. Dobré, depuis l'invasion de la maladie, n'avait pas mangé, et s'était contenté de boire du lait chaud.

Le 10, à la visite, M. Husson prescrivit, 1°. l'application de trente sangsues à l'ombilic; 2°. un large cataplasme émollient pour favoriser l'écoulement sanguin; 3°. des lavemens émolliens; et 4°. pour boissons, une tisane pectorale et un julep huileux. Le sang coulait et déjà les douleurs s'amendaient notablement, il semblait au malade, pour nous servir de ses propres expressions, qu'on lui *enlevait le mal avec la main*. L'écoulement fut considérable, les lavemens produisirent une selle copieuse qui le soulagea beaucoup; la nuit fut très bonne en comparaison des précédentes, puisque les douleurs ne se firent plus sentir; le malade cependant ne dormit point.

Le lendemain 11, M. Husson reconnut le bien-être dont Dobré se félicitait; il continua l'usage des adoucissans.

Le 12, le mieux se soutint; le malade cependant ressentit quelques légères douleurs le soir, peut-être eût-il bien fait de se laisser appliquer quinze sangsues comme M. Husson l'avait recommandé ; mais les douleurs ont été de très courte durée et n'ont pas reparu ; Dobré a dormi, et cela pour la première fois, depuis les premières atteintes de la colique ; l'appétit se prononce, en un mot tout est dans l'état le plus satisfaisant ; cependant les membres sont encore douloureux. On a accordé quelques légers alimens, et on continue les adoucissans.

Le 13 et jours suivans, disparition complète des coliques ; les membres thoraciques sont toujours douloureux, mais cet état nous paraît tenir à une affection rhumatismale dont nous avons appris que Dobré, ancien artilleur à cheval de la garde impériale, ayant fait les campagnes d'Égypte et toutes les suivantes jusqu'à la journée de Waterloo, est tourmenté depuis long-temps.

Ces trois dernières Observations que nous venons de citer, nous ont été communiquées par un médecin recommandable, M. Husson, professeur de médecine clinique à l'Hôtel-Dieu de Paris ; et les malades dont l'histoire y est rapportée ont été traités en présence d'un nombre considérable d'élèves, jusque là entièrement étrangers à ce nouveau mode de traitement.

4

La bienveillance avec laquelle M. Husson nous
les a communiquées, l'importance très grande
qu'elles méritent, nous font un devoir de lui en
témoigner publiquement toute notre reconnais-
sance. Recueillies sous ses yeux par deux de ses
élèves, MM. Horteloup et Dagoreau, le lecteur
jugera de quelle autorité elles doivent jouir dans
le Traité que nous produisons, et il verra combien
grande a été l'utilité du traitement mis en usage.
Les deux premières Observations surtout fixeront,
je le pense, l'attention des praticiens sur ce nouveau mode curatif, et elles serviront à couronner
la méthode antiphlogistique dont M. le docteur
Renauldin le premier, a su faire l'application à
la maladie qui nous occupe. Nous savons que,
depuis que M. Husson nous a transmis les trois
Observations précédentes, il a eu l'occasion
d'employer une quatrième fois le même traitement antiphlogistique sur un broyeur de couleurs atteint depuis trois semaines de la colique
métallique, et admis à l'Hôtel-Dieu le 13 mars
1825. L'application de trente sangsues autour
de l'ombilic, répétée deux jours de suite, a complétement guéri la maladie.

Nota. A toutes ces Observations nous allons
en joindre quelques unes recueillies à l'hôpital

de la Charité. Par leur examen, on pourra prendre connaissance du traitement qui y est employé, et, comparant ensuite ce dernier avec la méthode antiphlogistique, se persuader des désavantages de l'un et des avantages de l'autre.

TREIZIÈME OBSERVATION.

Verger (*Antoine*), âgé de vingt-sept ans, d'un tempérament sanguin, habite Paris depuis le 20 juillet 1815, où il exerce la profession de peintre en bâtimens. Il y a deux ans qu'atteint de coliques très violentes, il entra à l'hôpital de la Charité, où il resta pendant treize jours. Durant ce laps de temps, on lui appliqua sur la région ombilicale quarante sangsues; on le mit à l'usage de tisanes, de lavemens, de fomentations émollientes et de bains. Après une convalescence d'une semaine, parfaitement rétabli, il reprit ses occupations ordinaires.

L'invasion de la maladie actuelle date du 24 septembre 1820 ; ce fut après avoir employé la veille une peinture où entrait du blanc de céruse qu'il ressentit des douleurs à l'ombilic, dont l'intensité marcha toujours en augmentant, au point qu'elles devinrent intolérables. Après avoir été deux jours dans cet état, et n'avoir fait usage que de bouillons, il entra à la Charité le 26.

Soumis à notre observation le 27, il a présenté les symptômes suivans : face animée ; yeux injectés ; langue légèrement rouge sur ses bords et blanchâtre dans son centre ; abdomen tendu, douloureux, sensible à la pression, et principalement dans la région épigastrique ; constipation dès l'invasion même de la maladie ; soif vive ; pouls plein et dur ; peau chaude. (Émétique gr. *iij*, lavement purgatif à midi, lavement des peintres le soir, tisane sudorifique.)

Le 28, léger amendement obtenu après les vomissemens et les déjections alvines provoquées la veille ; la soif est moins intense ; l'abdomen est moins douloureux, mais toujours sensible à la pression. (Tisane sudorifique, lavement purgatif, lavement des peintres, thériaque, émétique gr. *vj*.) Le vomitif n'a produit aucun effet ; deux selles ont été obtenues par les lavemens.

Le 29, la langue s'humecte, les douleurs de l'abdomen ont perdu de leur intensité. (Tisane sudorifique laxative pour le matin, tisane sudorifique pour la journée, lavemens, thériaque, médecine des peintres.)

Le 30, les coliques se renouvellent, et rendent l'abdomen sensible à la pression ; quatre selles obtenues, soit par les lavemens, soit par la médecine. (Tisane sudorifique, thériaque, lavemens.)

Le 1er octobre, persistance des coliques jusqu'au 3 inclusivement, mais avec une intensité moindre ; on continue les mêmes remèdes, et on donne pour alimens une soupe et deux bouillons.

Les jours suivans, le malade se trouve dans un état de bien-être apparent qui se continue jusqu'au 10, jour de sa sortie. Les douleurs abdominales n'ont pas reparu ; la constipation seule persistant, on a administré la veille de sa sortie une médecine qui a procuré quelques selles. Pendant ces derniers jours, le retour de l'appétit chez ce malade a nécessité l'usage des alimens.

QUATORZIÈME OBSERVATION.

LAUGIER (*Frédéric*), âgé de vingt-sept ans, d'un tempérament bilioso-sanguin, exerce à Paris la profession de peintre en bâtimens. Dès les premiers jours de son apprentissage, qui datent de l'année 1815, il éprouva, par intervalle, quelques coliques assez vives pour exciter des vomissemens; mais pas cependant assez intenses pour le forcer à interrompre ses travaux. Bien éloigné de penser qu'elles ne devaient être attribuées qu'à ses occupations, il y prit peu garde et n'y opposa aucuns remèdes. Envoyé par son maître à Boulogne près Paris, pour y achever des travaux, il y resta huit mois, pendant cinq desquels il n'éprouva aucun malaise; mais les trois derniers lui furent plus funestes. Ce fut à cette époque qu'il éprouva de nouvelles coliques qui semblaient prendre naissance à la région ombilicale, et se propageant jusqu'à l'estomac excitaient le vomissement. Laugier continua cependant ses occupations; mais le 22 septembre 1820, les douleurs augmentant d'intensité, il fut obligé de prendre du repos. Dès ce moment jusqu'au 27, les vomissemens et la constipation n'ont pas cessé.

Entré à l'hôpital de la Charité le 28, et observé

le 29, il présenta les symptômes suivans : céphalalgie sus-orbitaire très intense ; langue blanchâtre à son centre et rosée sur ses bords ; saveur fade ; abdomen douloureux et sensible à la
pression surtout à la région ombilicale ; constipation ; pouls plein et accéléré. (Eau de casse
avec les grains, émétique gr. *iij*, lavement purgatif à midi, lavement anodin le soir ; tisane
sudorifique, thériaque.) Quelques vomissemens
et plusieurs selles obtenus par le vomitif et les
lavemens.

Le 30, la céphalalgie a perdu de son intensité,
mais la région ombilicale est toujours douloureuse. (Eau bénite, lavement purgatif, lavement
anodin, thériaque.) Nouveau vomissement de
matières verdâtres laissant dans la bouche un
goût métallique ; quatre selles ont eu lieu ; ces
abondantes évacuations ont procuré un léger
soulagement ; l'abdomen est moins douloureux ;
la céphalalgie est presque nulle, et le pouls a
perdu de sa fréquence.

Le 1ᵉʳ octobre, même état que la veille. (Lavemens, thériaque, médecine des peintres, trois
bouillons.)

Le 2, les coliques ne se sont plus fait sentir,
le malade a obtenu de nouvelles selles sans
éprouver aucunes douleurs. (Même prescrip-

tion que la veille.) Dès ce moment jusqu'à celui de la sortie de l'hôpital (le 8), l'amélioration
s'est continuée.

Réflexions. — Ces deux Observations peuvent aisément nous faire voir combien la colique métallique doit être éloignée des maladies
dites nerveuses. En effet, qu'on considère un
moment les symptômes qu'ont présentés ces
malades, on se convaincra que chacun d'eux
en particulier, loin d'appartenir à ce dernier
genre d'affections, dépend plutôt d'une véritable inflammation du tube intestinal. La première surtout de ces deux Observations ren-
ferme tous les signes que les auteurs ont ap-
pliqués à la phlegmasie des voies digestives en
général, et ces signes, quoique moins apparens
dans la seconde, n'en existent pas moins. Cette
dernière, en outre, nous rappelle un phénomène que déjà nous avons démontré dans
une de nos Observations, mais qui ici est encore
plus saillant; nous voulons parler du goût métallique. Le traitement empirique que l'on a
mis en usage a réussi; nous ne chercherons pas
à donner l'explication d'un semblable résultat;
mais à cela nous pourrions ajouter que si une
pareille méthode a été favorable dans ce cas,
combien n'a-t-on pas vu et ne voit-on pas encore

les émétiques et les purgatifs réussir dans les fièvres bilieuses, angéioténiques, et même dans un grand nombre de phlegmasies, comme le prouve la méthode contro-stimulante des médecins italiens! Ces derniers assurent amener ainsi à la guérison tous les malades qu'ils ont à leur disposition, parce que les maladies aiguës s'arrêtent; mais quand à l'étude de celles-ci ils joindront celle des maladies chroniques, ils verront qu'ils créent ou favorisent le développement de ces dernières, en traitant ainsi les premières.

On a dû remarquer que le sujet qui a donné lieu à la première de ces Observations a été atteint, pendant l'époque de ses travaux de peinture, de coliques très violentes, traitées à la Charité par un régime complétement antiphlogistique. J'ignore sous quel point de vue le médecin a envisagé la maladie, si elle devait être considérée comme inflammatoire ou comme nerveuse, et à quelle cause elle tenait son origine. Quoi qu'il en soit, on serait tenté de penser qu'elle n'était autre qu'une colique métallique qui aurait cédé au traitement généralement mis en usage contre les phlegmasies.

QUINZIÈME OBSERVATION.

Paquet (*Étienne*), âgé de trente-six ans, d'un tempérament sanguin, habite depuis cinq mois Clichy, où il est employé à la fabrique du blanc de céruse. Huit jours à peine suffirent pour lui faire éprouver les accidens consécutifs à ce genre de travail, qui débutèrent par des coliques avec déjections alvines abondantes. Ces dernières, après une durée de quelques jours, s'arrêtèrent, et furent remplacées par de la constipation, des nausées et des vomissemens de matières verdâtres. A ces symptômes se joignirent dans tous les membres des crampes tellement douloureuses que le malade ne pouvait conserver le lit : pendant tout cet état de souffrances, les coliques augmentèrent d'intensité, et forcèrent le malade à entrer le 29 septembre 1820 à l'hôpital de la Charité, salle Saint-Michel, n° 8.

Le 30, soumis à notre observation, il présenta les symptômes suivans : face pâle et abattue; lassitudes générales ; anxiété; langue blanchâtre à son centre et rosée sur ses bords; saveur fade ; soif assez vive ; abdomen douloureux et sensible au toucher, principalement dans la région épigastrique : les douleurs, d'après le rapport du malade, commençaient à se faire sentir autour de l'ombilic, et se propageaient dans tout le canal intestinal ; constipation opiniâtre ; pouls plein et accéléré. (Eau de casse avec les grains, émétique gr. *iij*, lavement purgatif à midi, lavement anodin le soir, thériaque, opium gr. *j*, tisane sudorifique.) Le même jour, à trois heures après midi, aux vomissemens de matières verdâtres d'une saveur amère et désagréable succédèrent de violentes coliques qui, commençant à la région ombilicale, se faisaient ressentir dans tous les intestins. Les douleurs étaient si intenses qu'elles arrachaient au malade des cris involontaires, et ne lui permettaient de conserver une position quelconque. L'abdomen était douloureux, au point que cette partie du corps ne pouvait supporter le poids des couvertures ; il semblait, d'après le langage du malade, qu'on tordait ses entrailles comme un linge mouillé. Dans cet état, les intestins étaient réunis sous forme de pelotons, et leurs mouvemens convulsifs étaient tellement prononcés que la main appliquée sur l'abdomen en était repoussée. Pendant cet accès, dont la durée fut de six heures, les douleurs des membres étaient moins vives. Une application sur le ventre de compresses trempées dans

une décoction émolliente et narcotique ne pro-
duisit aucun soulagement. Les lavemens ne
donnèrent lieu à aucune selle ; et, malgré
l'usage de l'opium , le malade ne put se livrer
qu'à un sommeil interrompu par des réveils en
sursaut et des rêves fatigans.

Le 1er octobre, le visage est abattu et décomposé par les souffrances de la veille : cependant
les coliques ont perdu de leur intensité ; l'abdomen est peu douloureux , mais toujours sensible à la pression, le pouls accéléré. (Eau bénite,
lavement purgatif, lavement anodin, thériaque,
fomentations émollientes sur l'abdomen.) Le vomitif a fait rejeter des matières verdâtres d'une
saveur désagréable ; quatre heures après les douleurs abdominales ont reparu avec la même
violence que la veille, et ont eu une durée de
trois heures, à laquelle a succédé une légère
intermission.

Le 2 , tension de l'abdomen et augmentation
par le toucher de sa sensibilité. (Tisane sudorifique, tisane laxative, lavemens, thériaque,
médecine.) Léger amendement obtenu après
l'administration des lavemens et de la médecine,
qui ont procuré plusieurs selles de matières
dures et globuleuses.

Le 3, aux déjections alvines de la veille en ont

succédé d'autres, formées en grande quantité par des mucosités; l'amendement se soutient. (Éméto-cathartique.)

Le 4, apparition pendant toute la journée de coliques très intenses après l'administration de la médecine, et réveil de la sensibilité abdominale. (Même prescription.)

Le 5, même état que la veille. (Chiendent oximélé, lavemens, thériaque, opium $\widetilde{g}$r. *j*, médecine.) Déjections alvines rendues en abondance, et continuation des douleurs abdominales; le malade ne peut goûter un instant de repos.

Le 6, le visage pâle et décomposé annonce l'état de souffrances dans lequel est plongé le malade; les coliques persistent, et l'abdomen est tellement sensible qu'il ne peut supporter le plus léger tact. (Médecine illicò, tisane sudorifique, lavemens, thériaque, opium $\widetilde{g}$r. *j*, fomentations émollientes sur l'abdomen, cinq bouillons.) La médecine est rejetée.

Le 7, pas d'amélioration. (Thériaque $\mathfrak{z}$ *j* et opium $\widetilde{g}$r. *j*, à prendre avant la médecine, tisane sudorifique, lavement des peintres avec deux onces de miel de mercuriale, lavement anodin, fomentations émollientes.) La médecine est rejetée de nouveau; les lavemens procurent deux selles.

Le 8, l'abdomen est toujours douloureux; douleurs contusives dans tous les membres. (Tartre stibié *gr. iv*, avec sel de Glauber ʒ *ij*, à prendre en quatre doses; lavemens, oximel simple, saignée de deux palettes avant l'administration de l'éméto-cathartique.) Ce dernier a procuré plusieurs vomissemens sans déjections alvines; la nuit le malade a été fatigué par des sueurs abondantes.

Les 9, 10, les douleurs abdominales persistent, et sont encore plus vives après l'administration des purgatifs; le pouls conserve de la fréquence; la peau est chaude. (Tisane sudorifique laxative, solution d'oximel simple, lavemens, médecine après l'administration d'un gros de thériaque, cinq bouillons.)

Le 11, sensibilité du ventre moindre; pouls moins fréquent; apparition de douleurs plus vives dans tous les membres, et principalement aux parties génitales, qui ne peuvent supporter le plus léger tact. (Bouillon aux herbes, solution d'oximel, bain de corps, lavemens, thériaque, opium *gr. j*, cinq bouillons.) Soulagement manifeste obtenu par le bain; les douleurs des membres ont disparu, le ventre est plus souple et presque sans douleur.

Le 12, le bain, pris trop chaud, n'a pas

produit le même soulagement que la veille; les douleurs des membres, des testicules et de l'abdomen se sont fait sentir de nouveau; nausées et éructations acides. (Même prescription.)

Le 13, même état. (Bouillon aux herbes avec sulfate de soude ℥*j*, thériaque, opium gr. *ij*, lavement émollient, solution d'oximel simple.)

Le 14, le malade ne peut fléchir ses membres. (Même prescription.) Augmentation des douleurs abdominales après l'usage du lavement et du sel purgatif.

Le 15, aux déjections alvines, assez abondantes, qui ont eu lieu la veille, a succédé le météorisme de l'abdomen. (Bouillon avec sulfate de soude ℥*j*, lavement avec miel de mercuriale ℥*j*, bain, thériaque.)

Le 16, le bain n'a produit aucun soulagement. (Petit-lait avec tartre de potasse ʒ *ij*, lavement purgatif et narcotique, deux pots de crême, cinq bouillons.) Vomissemens de matières verdâtres, point de selles, coliques très fortes.

Le 17, anxiété extrême; abattement général; sensibilité exaltée dans toutes les parties du corps, excepté à la face; paralysie des membres, tant supérieurs qu'inférieurs. (Sulfate de magnésie ℥ *ij* dans une pinte d'eau, lavement purgatif des peintres, julep somnifère, huile de ricin ℥ *ij*, cinq bouillons.) Déjections alvines abondantes.

Le 18, même prescription, même résultat.

Les 19, 20 et 21, le ventre n'est pas aussi douloureux que les jours précédens. (Liniment ammoniacal, tisane de bourrache oximélée, rob de sureau ℥*j*, trois fois.)

Le 23, cessation des douleurs abdominales, continuation de celles des membres. (Même prescription. + une médecine et deux vésicatoires aux bras.)

Le 24, la sensibilité des membres, et principalement celle des inférieurs, est tellement augmentée que le plus léger tact produit de vives douleurs. (Deux vésicatoires aux jambes.)

Dès ce moment jusqu'au 21 décembre, jour où le malade a été transféré à l'hôpital Saint-Louis, les douleurs abdominales ont complétement cessé; mais il n'en a pas été ainsi à l'égard de l'état maladif des membres, qui a persisté malgré les moyens mis en usage. La noix vomique a été administrée depuis deux grains jusqu'à quarante; et ce n'est que lorsque ce remède est arrivé à la dose de trente-six grains que les avant-bras et les mains seuls ont éprouvé de

légers mouvemens, et ont repris ensuite leur
état morbide. Pendant la durée de ce traitement,
un gonflement aux doigts et aux pieds est survenu, et le malade a fréquemment été sujet à
un dévoiement.

Réflexions. — Que de réflexions à la fois une
observation semblable peut susciter ! que de
faits contradictoires à la théorie que la plupart
des praticiens se sont formée sur la colique métallique ! L'invasion de la maladie, sa marche,
sa terminaison, le traitement avec lequel on
l'a combattu ne doivent-ils pas être suffisans
pour démontrer dans quelle erreur on est tombé
en la considérant comme une névrose des voies
digestives ? En effet, ayant pris naissance chez
un individu dans la vigueur de l'âge, et d'un tempérament sanguin, on la voit débuter par des
douleurs abdominales intenses accompagnées
de dévoiement, dont la suppression se trouve
remplacée par de la constipation et des vomissemens. Une pareille invasion peut-elle dépendre
de la lésion primitive des nerfs ? N'est-il pas plus
conforme aux lois de la médecine d'observation
et de l'anatomie pathologique de la croire sous
l'influence de l'irritation de la muqueuse digestive ? Qu'on fasse attention aux symptômes que
le malade a présentés à son entrée à l'hospice ;

5

augmentation de la soif ; langue rosée ; douleurs du ventre augmentées par le toucher, et se propageant dans tout le tube intestinal ; plénitude et amélioration du pouls, etc. Tous ces symptômes ne viennent-ils pas à l'appui de notre dernière proposition ? Qu'ensuite l'observateur ne se bornant pas là, suive la marche de la maladie et les différens incidens qu'elle a fournis, raisonnablement pourra-t-on les attribuer à la lésion seule du système nerveux abdominal? Il serait absurde de vouloir nier que ce dernier n'ait pas été atteint ; mais si tous ces phénomènes auxquels Paquet s'est trouvé en but se sont fait remarquer, c'est qu'à ne pas en douter ils ont été le résultat de l'action sympathique des intestins sur ce même système nerveux ; et ceci est d'autant plus vraisemblable que l'irritation intestinale s'est présentée et prolongée avec une intensité très vive.

Que penser du traitement mis en usage ? Il a réussi, dira-t-on, à faire disparaître les coliques : le fait est certain ; mais à combien de souffrances le malade n'a-t-il pas été en proie ! Et si on ne peut attribuer leur origine aux moyens employés, du moins se trouvera-t-on en droit d'affirmer qu'on les a vus s'augmenter sous l'influence de ces mêmes moyens. En effet, qu'on

suive attentivement les progrès de cette maladie, on verra qu'aussitôt après l'administration
du premier vomitif et purgatif, les douleurs
abdominales ont acquis une intensité beaucoup
plus vive que la veille, et portée à un degré tel
que le malade ne pouvait supporter le poids de
ses couvertures. Je le demande, un accroissement aussi subit de symptômes ne doit-il pas
être raisonnablement attribué à la méthode de
traitement employée? Ce qui tend à le prouver,
c'est que, le lendemain, aux mêmes moyens
succèdent les mêmes accidens; que les jours
suivans, où l'on a retranché les vomitifs, un
léger amendement en est le résultat; que plus
tard l'estomac, fatigué par la prolongation des
divers irritans administrés, se soulève avec
véhémence contre eux; que les douleurs abdominales se soutiennent pendant leur administration; et que celles-ci enfin ne cessent que
pour faire place à une exaltation de sensibilité non seulement des membres, mais même
des différentes parties du corps, auxquelles
succède une paralysie des membres en général.

Tels sont les phénomènes qu'a présentés une
semblable observation, et telle a été sa terminaison. Quel raisonnement tirer d'un pareil

résultat? Faut-il regarder cette paralysie comme une conséquence du traitement seul, ou concurremment avec l'irritation extrêmement vive du tube intestinal? Cette dernière, à ne pas en douter, en est le principal moteur; c'est elle qui, par son action sympathique sur le système nerveux abdominal, a donné lieu à tous les symptômes qui l'ont précédée; symptômes qui se trouvant ensuite augmentés par les moyens auxquels on a eu recours, ont donné naissance à la paralysie. Cette opinion, nous le pensons, est plus vraisemblable que celle qui l'attribue au transport des particules métalliques sur la moelle épinière, puisque, par voie de sympathie ou autre, on ne peut retrouver dans ce prolongement médullaire aucunes portions de la substance vénéneuse; et si nous n'osons l'affirmer, c'est qu'une observation seule ne saurait suffire pour résoudre un point de clinique aussi important.

Persuadé que la route la plus favorable pour acquérir des connaissances positives et profondes dans une science naturelle quelconque, est celle de l'observation, et convaincu qu'on doit toujours partir des faits pour arriver aux conséquences, il nous sera facile maintenant de nous élever à des considérations générales sur le siége, la nature et le traitement de la colique métallique.

LES dénominations nombreuses sous lesquelles on a cherché à désigner cette maladie, loin de représenter à l'esprit des médecins l'organe malade et la nature de son affection, ne semblait jusqu'à présent n'avoir favorisé que l'incertitude dans laquelle on est resté à son égard. Parmi les auteurs qui s'en sont occupés, les uns, et le plus grand nombre, ayant égard à la classe des ouvriers qui en étaient atteints, ont puisé sa dénomination dans le métal qui la détermine, et l'ont revêtue de colique des peintres, des potiers, des fondeurs, des plombiers, colique de plomb, de fumée, chat des fonderies; les autres, suivant qu'elle était produite par les fruits acerbes, ou les vins nouveaux peut-être sophistiqués avec la litharge, ou qu'elle se montrait épidémiquement dans quelques lieux, l'ont appelée colique végétale du Poitou, de Devonshire, de Madrid; quelques uns, pensant qu'elle pouvait se compliquer d'un état cachectique, la qualifièrent du titre de colique scorbutique : un auteur du siècle dernier, croyant trouver son siége dans les nerfs de la moelle épinière, lui consacra le nom de rachialgie; enfin, au temps où nous vivons, la dénomination généralement reconnue est celle de colique métallique.

Bien que cette maladie soit le résultat de l'introduction du plomb dans l'économie, doit-on regarder cette dernière dénomination comme valable? je ne le pense pas. On sait que, dans son acception étymologique, le mot *colique* désigne une affection de l'intestin colon, et que les auteurs ayant voulu comprendre sous ce nom toute douleur vive, exacerbante, mobile, et siégeant dans l'abdomen, il ne fait que représenter un symptôme d'une irritation quelconque ayant son siége dans une partie du tube intestinal, et ne peut, par conséquent, s'appliquer à une maladie locale. Une dénomination empruntée du tissu affecté conviendrait mieux, et serait celle qu'on devrait adopter; mais avant de la spécifier, tâchons de fixer le siége de la maladie.

SIÉGE.

· Les différens auteurs qui en ont parlé ont
beaucoup varié dans leur opinion. Cependant
le plus grand nombre, persuadé que le plomb
portait son action sur le système nerveux, a fait
de cette maladie une névrose. Astruc, dont Sau-
vages partage l'opinion dans sa thèse publiée
en 1751, tenta de prouver que ce métal frappait
particulièrement la moelle épinière ; et espé-
rant par là expliquer la plupart des accidens,
et surtout la paralysie qu'on remarque pendant
ou après la colique métallique, n'hésita point,
par le titre de rachialgie qu'il lui donna, de la
placer dans la classe des affections nerveuses.
Dubois, victorieux aggresseur de ce médecin,
tout en combattant l'opinion de ce dernier sur
la nécessité de l'emploi de la saignée dans cette
maladie, regarda le mésentère comme le principal siége de la colique, ou du moins comme la
partie qui contient le plus de miasmes métalliques, et ajouta que les effets de ceux-ci se por-
taient ensuite ailleurs par la sympathie des nerfs.
Bordeu, d'après les neuf Observations qu'il cite
dans ses Recherches sur la colique de Poitou,
et où il ne se prononce pas sur le siége de la
maladie, paraîtrait lui assigner préférablement

les intestins grêles ; mais quel est le tissu primitivement affecté ? c'est ce dont il ne parle
point. Un médecin de nos jours, M. Merat, prétend que le plomb porte son influence délétère
sur la membrane musculaire du tube intestinal,
et spécialement sur le système nerveux qui se
distribue à ces muscles. « Ce qui vient à l'appui
« de mon sentiment, dit l'auteur, que cette
« maladie a son siége dans la tunique muscu-
« laire, c'est le retrait, la constriction de l'in-
« testin qui règnent dans certaines portions,
« propriétés inhérentes aux muscles, et dont ne
« jouissent pas les autres systèmes. Si le plomb
« portait son influence sur la tunique muqueuse,
« il y aurait sécrétion plus abondante du suc
« propre à ces membranes, ce serait une espèce
« de dysenterie ou de diarrhée ; ce qui est loin
« d'avoir lieu, puisqu'il y a constipation. Ce
« métal porte encore bien moins son effet sur
« la portion péritonéale des intestins ; nous au-
« rions alors une espèce de péritonite, c'est-à-
« dire fièvre, tension du ventre, ballonnement,
« chaleur, etc., tous phénomènes qui sont loin
« d'exciter, et dont au contraire on trouve les
« opposés, comme aplatissement de l'abdomen,
« insensibilité à la pression, apyrexie, etc. »

Je m'arrête ici ; et sans chercher à combattre

les premières opinions, je me bornerai à atta-
quer seulement cette dernière, qui paraît généralement adoptée par les praticiens, et je tâ-
cherai, s'il est possible, de faire jaillir de cette
discussion quelques faits importans. M. Merat,
pour rendre convaincante sa proposition, met
en avant le retrait et la constriction de l'intestin, qui ne peuvent appartenir qu'à la membrane musculaire, et dont les autres systèmes
sont privés. Ce dernier fait serait réel, si Bichat,
dans son *Anatomie générale*, ne nous eût appris
que les membranes muqueuses jouissent de la
contractilité, comme le prouve le passage de
l'estomac, des intestins, de la vessie, etc., d'une
grande amplitude à un grand resserrement,
comme le prouvent encore et la constriction de
l'urètre à la suite des opérations de la taille où
les urines sont long-temps à passer par la plaie,
et dans les grandes fistules au périnée ou au-
dessus du pubis; et celle des conduits salivaires
dans les plaies qui les intéressent, et qui donnent issue à toute la salive; et celle enfin du
canal nasal dans les fistules lacrymales. Mais,
objectera-t-on, ce resserrement n'est dû qu'à la
membrane musculaire ou aux muscles qui envi-
ronnent la muqueuse; cependant, s'il était possible d'isoler cette dernière, on se convaincrait

que seule elle est capable d'exécuter des mouvemens de contraction, comme celles qui tapis-
sent le canal nasal, et tous les canaux excréteurs
nous en fournissent des exemples. Abandonnons
une pareille digression, et admettons, même avec
l'auteur, que les membranes muqueuses sont
privées de contractilité, et qu'elle appartient aux
musculaires seules. Ce raisonnement serait-il
assez concluant pour faire croire que la colique
de plomb a son siége dans la tunique musculaire? La membrane muqueuse ne peut-elle
pas être irritée primitivement par le plomb,
transmettre cette irritation à la membrane musculaire dont elle provoque ainsi les contractions, et donner lieu à cette constriction que
l'on remarque dans certaines portions de l'intestin? Nous le pensons ainsi, et l'observation
vient à l'appui de notre opinion. Tous les praticiens qui ont observé l'entérite ne peuvent nier
d'avoir remarqué pendant le cours de la maladie les contractions des intestins; admettent-ils
pour cela que la membrane musculaire se trouve
seule mise en jeu? S'il en était ainsi, l'autopsie
cadavérique, en leur démontrant les lésions
principales sur la membrane muqueuse, ne
prouverait-elle pas le contraire? N'en est-il pas
encore ainsi dans la cystite, dans la gastrite,

dans les phlegmasies des muqueuses en général? Dans toutes, ne sait-on pas et cherche-t-on à contester que ces contractions soient entretenues autrement que par l'irritation de la membrane muqueuse? Pourquoi alors en serait-il autrement à l'égard de ce phénomène observé dans la colique de plomb? Nous pouvons encore, à l'appui de notre opinion, citer d'autres faits qui, quoique presque étrangers à la médecine, n'en seront pas moins concluans. Qu'on interroge la plupart des ouvriers employés dans les ateliers où l'on fabrique le blanc de céruse, tous vous répondront que les accidens auxquels ils sont exposés ne se déclarent que parce qu'ils sont placés au milieu d'une atmosphère pour ainsi dire métallique, dont une partie se porte dans les voies digestives, soit avec les alimens, soit avec les sucs muqueux, soit par l'effet de la respiration. Voulant me convaincre de ce fait, je me transportai à Clichy, où, après avoir interrogé et assisté aux travaux du jour, je m'adressai au propriétaire de cette manufacture. Il m'assura que si ses ouvriers étaient si fréquemment atteints de la colique de plomb, c'est qu'ils négligeaient tout soin qui pût les garantir des accidens, et que, sans vouloir s'assujettir aux avis salutaires qu'il leur avait dictés, ils ne se faisaient point scrupule de prendre leur repas les mains encore remplies de blanc de céruse. On voit qu'il n'est point difficile de se persuader que cette indifférence seule est capable de donner lieu à la maladie qui nous occupe. Cependant le même propriétaire pensait que l'introduction du plomb dans l'économie animale se faisait principalement à l'aide de l'absorption cutanée. A l'appui de son opinion, il avançait qu'à une époque, voulant soumettre ses ouvriers à l'usage de gants de peau, tant que la patience leur permit d'en user, ils n'en furent que légèrement atteints ; mais dès qu'ils abandonnèrent ce moyen, la maladie se renouvela avec autant de fréquence. Je suis loin de vouloir nier un semblable fait ; mais si l'absorption cutanée était une des voies par laquelle le plomb s'introduit dans notre économie, pourquoi son passage ne serait-il pas marqué par les inflammations des absorbans et de leurs ganglions, comme on le remarque à la suite d'une coupure faite avec un instrument imprégné de virus, ou par l'effet de la contagion vénérienne? car ce métal, considéré comme poison, et agissant sur nos organes comme toute substance délétère de cette nature, devrait produire les mêmes effets : cependant il n'en est rien. Rejetant une pareille idée, et ne partageant nullement le doute de quelques auteurs à cet égard, nous ne pensons point que le plomb puisse être absorbé pour être porté ensuite dans le torrent de la circulation, et transmettre ainsi aux organes digestifs son influence délétère. Je sais qu'on opposera à mon opinion les observations de Wedekind, Boërhaave, Percival, Wall, etc., dans lesquelles ces auteurs font mention de coliques de ce genre développées par l'application extérieure d'emplâtres ou de cataplasmes où il entrait du plomb. Mais ne sera-t-il pas permis de douter de semblables faits, puisque chaque jour, aussi-bien que ces médecins anciens, employant les mêmes moyens, nous ne les voyons point reproduire les mêmes effets ? Quelle sera donc la voie plus sûre pour cette transmission ? Celles de la respiration et de la digestion sont les seules que les praticiens aient regardées comme admissibles, en supposant toutefois que cette introduction se fasse par les ouvertures communes à l'une et à l'autre de ces deux fonctions. Car je ne pense pas que les auteurs aient voulu faire comprendre que le plomb se porte sur les organes de la respiration; s'il en était ainsi, on devrait alors rencontrer tous les phénomènes propres à leur lésion, et principalement l'irritation vive de leur membrane muqueuse. Cependant on ne les observe nullement, ou, s'ils existent, ce n'est que consécutivement au trouble des organes de la digestion. Soit que le plomb, réduit en poussière, se volatilise, soit qu'il se trouve mélangé aux alimens ou aux sucs muqueux, ce métal ne peut être introduit dans notre économie que par les ouvertures des fosses nasales ou de la bouche, comme tendent à le prouver les exemples de quelques malades fatigués pendant tout le cours de leur maladie par le goût métallique, et comme le démontrent encore les observations de M. Luzuriaga, qui a remarqué que les matières vomies noircissent pour l'ordinaire les vases d'argent chargés de les recueillir. Parvenu ainsi dans l'intérieur de l'estomac, et de là dans les intestins, c'est alors qu'il produit tous les accidens propres à la colique de plomb. D'après de tels faits, il sera permis de penser que l'action de ce métal a primitivement lieu sur la membrane muqueuse, et secondairement sur la musculaire : semblable à tout ce corps étranger, soit solide, soit fluide, il est bien plus naturel de croire qu'il porte d'abord son influence sur la première de ces membranes, puisqu'elle est le premier corps avec lequel elle se trouve en contact.

Passons à la seconde proposition. *Si le plomb,* ajoute l'auteur, *portait son influence sur la tunique muqueuse, il y aurait sécrétion plus abondante du suc propre à ces membranes ; ce serait une espèce de dysenterie ou de diarrhée, ce qui est loin d'avoir lieu, puisqu'il y a constipation.* La solution de cette proposition se trouve en partie dans notre raisonnement précédent ; mais on doit y ajouter que si de semblables phénomènes existent, ils ne doivent nullement étonner les praticiens. Ne sait-on pas qu'un caractère particulier à l'inflammation des membranes muqueuses est, dans le principe, la suppression de leur exhalation ? et ce fait n'est-il pas prouvé tous les jours par les catarrhes, soit de la pituitaire, soit de la bronchique, soit même de l'intestinale, où un des premiers symptômes apparens, mais de courte durée, est la constipation ? Et ce n'est que lorsque l'irritation perd de son intensité que la membrane verse un liquide plus ou moins consistant. Ce phénomène peut être appliqué à la maladie qui nous occupe ; et si la constipation persiste plus long-temps que dans une entérite de cause ordinaire, c'est que, dans la colique de plomb, l'inflammation est portée à un plus haut degré, et par cela même capable d'entretenir une constriction d'une plus longue durée. Lorsque cette inflammation devient moindre, c'est alors que la membrane muqueuse exhale le suc qui lui est propre, et favorise ainsi l'expulsion des matières fécales. Celles-ci sont généralement dures et globuleuses ; mais dans quelques cas elles sont telles qu'on les rencontre pendant la diarrhée ; et ce phénomène ne se remarque pas non seulement à la fin de la colique de plomb, mais plutôt au commencement de la maladie. Parmi le nombre des malades que l'on peut observer, il en est toujours quelques uns qui sont atteints d'un dévoiement plus ou moins considérable, comme l'attestent les opinions de MM. les professeurs Orfila et Fouquier. Le premier, dans sa *Toxicologie*, tome I, page 643, dénote un semblable fait ; le second, dans ses *Leçons cliniques*, a avancé avoir observé que les ouvriers qui travaillent au blanc de plomb sont souvent attaqués d'une diarrhée qui dure assez long-temps, et ne cesse pour faire place à la constipation que lorsque la colique prend un plus grand degré d'intensité.

On pourrait ajouter cependant que dans la colique de plomb l'inflammation n'est pas portée à son *summum* d'intensité, et que s'il en était ainsi, loin d'observer la constipation, ce serait un véritable dévoiement, comme le prouvent les expériences de M. Orfila, à l'égard de l'acétate de plomb. Ce savant professeur a démontré que l'ingestion de ce sel dans l'estomac des chiens produisait pour premier phénomène des vomissemens et des selles liquides. Or ce sel, donné à ces animaux à haute dose, agissant comme un puissant irritant sur la muqueuse intestinale, détermine brusquement les contractions de la muqueuse musculaire, et donne lieu, soit à des vomissemens, soit à des déjections alvines. Il en serait de même à l'égard des émanations saturnines, si elles pouvaient être introduites en masse et en une seule fois dans notre écononie animale, et à une dose égale et proportionnée à celle que l'on donne aux chiens. Mais comme les faits démontrent le contraire, il n'est point étonnant alors que les effets de ce poison, pris en petite quantité, soient moins actifs et suivis de moindres dangers.

Quant à la troisième proposition, comme l'auteur, nous pensons que le métal ne porte point son influence sur le péritoine; mais nous ne pouvons lui accorder l'absence des phénomènes qu'il indique : plus tard nous tâcherons de donner des preuves capables de soutenir notre opinion.

Que conclure des faits et du raisonnement que nous venons d'émettre, si ce n'est que la colique de plomb ne peut siéger ailleurs que sur la membrane muqueuse intestinale, puisque l'action de ce métal a lieu primitivement sur elle, et que tous les phénomènes qu'on observe en sont le résultat. Il sera de même facile d'en déduire une dénomination appropriée à la maladie, et qui, empruntant son origine de la lésion du tissu, représentera à l'esprit des médecins et ce même tissu et la nature de son affection; le mot *entérite* remplissant tout à la fois ces deux buts, sera celui que nous pensons devoir adopter: toutefois en y joignant l'épithète métallique capable de rappeler la cause de la maladie.

Mais comme il ne s'agit pas non seulement d'avancer un fait pour le rendre admissible, et qu'il faut encore y joindre des preuves, nous allons tâcher d'en donner, tout en nous occupant de la nature de la maladie; et si nous parvenons à déterminer que celle-ci est inflammatoire, nous ne pensons pas que l'on puisse s'opposer à accepter la dénomination que nous proposons: seulement pourra-t-on regretter l'ancienne, en cela seul qu'elle était consacrée par l'usage.

NATURE ET ANATOMIE PATHOLOGIQUE.

La maladie qui nous occupe est-elle de nature inflammatoire? telle est la question que nous nous sommes proposé de résoudre; pour cela interrogeons tour à tour et les phénomènes qu'elle présente, et les faits que nous décèle l'anatomie pathologique.

Cette dernière, que l'on peut considérer comme une des branches les plus importantes de la médecine, comme pour ainsi dire son complément, et dont le domaine se trouve considérablement agrandi par les travaux de Bonet, Morgagni, Sandifort, Baillie, Bayle, et surtout par ceux de MM. Chaussier, Dupuytren, Laennec, Broussais et Prost, semble jusqu'à présent ne pas être d'une grande autorité à l'égard de la maladie qui nous occupe. La majeure partie des auteurs qui en ont parlé se sont bornés à dire que l'on trouvait seulement les intestins rétrécis, et comme contractés chez les sujets qui ont succombé pendant le cours de cette affection; tandis que d'autres, d'un sentiment entièrement opposé à celui des précédens, déclarèrent qu'ils avaient rencontré sur les instestins des traces positives d'inflammation.

Zeller, dans la description qu'il a donnée sur

les pernicieux effets du vin lithargiré, rapporte l'observation d'un individu qui avait gagné la colique métallique à falsifier du vin avec la litharge, et dont l'ouverture cadavérique fit reconnaître l'inflammation de l'estomac. Stoll, dans sa *Médecine pratique*, tome ii, en décrivant la colique de plomb, admet une complication qu'il dit avoir été fréquemment pernicieuse, qu'il reconnut pour être une inflammation des intestins, et qui nécessita de sa part un traitement antiphlogistique. Plus bas il ajoute que dans un cas où cette maladie fut mortelle, l'ouverture du cadavre présenta une inflammation grave. Henckel affirme que la colique des fonderies produit quelquefois une inflammation dans les intestins ou le mésentère, qui se termine souvent par la suppuration et la gangrène. Bordeu, par les neuf Observations qu'il cite dans ses *Recherches sur la colique de Poitou*, pourrait lui seul confirmer notre opinion, si nous nous trouvions dépourvu de toutes preuves. Il résulte, en effet, que la première ouverture cadavérique fit voir les intestins, et surtout le colon, singulièrement retréci jusqu'à paraître étranglés dans plusieurs points de leur étendue; ces étranglemens étaient chez quelques uns marqués par des espèces de meurtrissures, des points gan-

gréneux ; les vaisseaux sanguins de ces parties
étaient dans un état très marqué de plénitude,
l'estomac surtout dans sa face interne était plein
de larges taches noires, livides, enduit d'une
sorte de vernis d'un rouge brun qui semblait
suinter d'un nombre infini de vaisseaux ram-
pans dans le tissu de ce viscère qui paraissait
entièrement enflammé. La vessie, surtout vers
son col, était très rouge, visiblement phlogosée ;
le foie, la rate, et même le diaphragme avaient
leurs vaisseaux fort distendus ; ce muscle était
fortement refoulé vers la poitrine. La seconde
démontra que l'épiploon ainsi qu'une partie des
intestins grêles étaient gangrénés, le colon retréci, le cœcum en putréfaction, le foie livide,
la plèvre, les poumons et le cœur même d'un
rouge bien livide ; les vaisseaux du cerveau très
pleins, très distendus. A la troisième on trouva
l'estomac gangréné, le jéjunum et l'iléum déchirés dans plusieurs endroits, le mésentère par-
semé de meurtrissures et de taches de gangrène ; la rate putréfiée, et le foie marqué de
plaques livides. La quatrième appartenant à un
malade qui parut guéri de la colique après avoir
pris des lavemens adoucissans et purgatifs, de
la thériaque et un vomitif, ne présenta rien de
particulier à cette maladie. Les intestins furent

trouvés très transparens, vides de sang dans leur tissu; le colon était fort tendu vers la région hypogastrique; le foie comprimé entre le colon et le diaphragme, et meurtri dans le lieu de la compression; le poumon droit entièrement engorgé, et plein d'une matière purulente et d'une grande quantité de sang. Tous ces divers phénomènes parurent être le résultat de congestions vers les poumons, et d'un point douloureux fixe dans l'hypocondre droit, qu'éprouva le malade après sa guérison. La cinquième offrit à l'œil de l'observateur les intestins livides et nageant dans une sanie purulente; l'estomac ne présenta rien de particulier; le colon était rempli d'excrémens durs; le foie et la rate étaient d'une couleur livide; le poumon droit garni de concrétions dures ou comme cartilagineuses. La sixième fit découvrir des étranglemens et des taches gangréneuses sur une partie du colon et du rectum, tandis que tout le reste de la masse intestinale était sain. A la septième on rencontra l'épiploon engorgé, l'estomac altéré vers sa petite courbure, et son intérieur animé d'un rouge vif et comme semé de points inflammatoires saillans; une partie du duodénum et du jéjunum et plus des deux tiers de l'iléum enflammés. La huitième fit reconnaître l'inflammation de la plèvre et des poumons, celle de l'estomac, d'une partie du duodénum, du jéjunum et de l'iléum, et l'engorgement du foie et du pancréas. Enfin, la neuvième donna pour résultat le gonflement extraordinaire des intestins parsemés çà et là de taches livides et noires, et l'étranglement du colon, le poumon gauche en partie gangréné, tandis que le droit était hépatisé et rempli de pus. Desbois de Rochefort, dans sa *Matière médicale*, dit que le canal offre quelquefois des traces de phlogose sur les intestins d'individus morts de la colique de plomb, d'autres fois des points gangréneux. Ce même auteur a vu un malade qui, à la suite de cette maladie, présenta à sa mort un squirrhe de l'estomac. Fodéré prétend que l'estomac et les intestins des personnes mortes de la colique des peintres ou de l'empoisonnement par le plomb sont attaqués d'un léger état inflammatoire, et en même temps macérés et même sphacélés par place; qu'ordinairement tout le système vasculaire de ces parties est dans un état de réplétion excessive, etc. On lit dans le *Dictionnaire des Sciences médicales*, à l'article COLIQUE DE PLOMB, que quelquefois on observe des taches rouges ou brunâtres à l'estomac, et les intestins paraissent avoir été meurtris; la vessie offre souvent des traces d'irritation vives, surtout vers son col; les vaisseaux mésentériques et en général le système de la veine-porte sont remplis de sang. M. le professeur Orfila, par ses expériences sur les animaux, a démontré que l'inflammation du canal intestinal était le résultat de l'ingestion de l'acétate de plomb. A tout ceci on peut ajouter que les auteurs en général s'accordent à dire qu'à l'ouverture d'individus morts à la suite de la colique de plomb, on ne trouvait qu'un rétrécissement et une contraction du tube intestinal. Un pareil fait ne peut être démenti; mais ce que l'on peut contester, c'est qu'ils aient voulu en faire un caractère spécial de la colique métallique, comme devant prouver les effets du métal sur la membrane muqueuse. En effet, ce phénomène se remarque fréquemment sur le cadavre d'individus qui ont succombé pendant le cours d'une gastrite ou d'une entérite. Le docteur Tartra rapporte qu'après une gastrite de trois mois il trouva le canal digestif réduit à un si petit volume qu'on l'aurait, pour ainsi dire, tenu dans le creux de la main; que le canal intestinal n'avait, dans toute sa longueur, que le calibre d'un tuyau de plume; que sa cavité, en grande partie desséchée, offrait une oblitéra-

tion presque absolue, et que l'estomac avait tout
au plus la grosseur ordinaire d'un intestin grêle.
Une semblable observation démontre évidemment que le rétrécissement des intestins n'appartient pas exclusivement à la maladie qui nous
occupe ; mais, comme on pourrait objecter que
ce phénomène n'a eu lieu dans le cas que nous
citons qu'après une phlegmasie de trois mois,
nous joindrons qu'il est très rare qu'un malade
succombe à une première atteinte de la colique
métallique, et que ce n'est qu'après plusieurs
récidives que la dissection du tube intestinal
nous fait enfin découvrir cette constriction dont
nous parlons.

Que penser de semblables faits et de pareilles
observations ? faut-il les rejeter en entier, parce
qu'ils se trouvent en opposition avec la théorie
qu'on s'est formée sur une semblable maladie ?
Avancés et décrits par des hommes dignes de
foi, cela seul ne devrait-il pas suffire pour ne
pas les abandonner à une si sévère condamna-
tion ? Les observations que nous a transmises
Bordeu sont d'autant plus précieuses que, quel
que soit le traitement que l'on mette en usage,
il est rare que les malades succombent à la colique de plomb. Cependant on les a réfutées, en
objectant que les individus qui avaient suc-

combé à cette maladie avaient présenté des
traces de pneumonie et de péritonite; et, pour
rendre cette opinion convaincante, on a con-
sulté le *Journal de Médecine* de 1762, qui ren-
ferme ces mêmes observations, et qui, sans
fournir aucuns symptômes propres aux phlegmasies citées, ne fait que relater les ouvertures
cadavériques. Je le demande à tout observateur
juste, celles-ci seules peuvent-elles suffire pour
faire croire à l'existence d'une inflammation,
soit des poumons, soit du péritoine? N'est-il
pas nécessaire de rencontrer dans son histoire
les détails des phénomènes qui ont pu avoir
lieu pendant la vie, surtout lorsqu'il s'agit d'affirmer l'adossement d'une phlegmasie sur une
autre? Certes, nous ne pouvons nier que quelques unes des coliques de plomb citées par
Bordeu fussent compliquées de phlogose des
organes pulmonaires; mais par cela même se
trouverait-on en droit de conclure que le plomb
ne soit pas la cause de la phlegmasie intestinale?
Chaque jour ne voit-on pas des pneumonies
être sous la dépendance des entérites? Au reste,
sur les neuf Observations que nous avons em-
pruntées à l'auteur, toutes n'existent pas avec
complication de pneumonie; la seconde, la
quatrième, la cinquième, la huitième et la neu-

vième sont les seules qui présentent des traces de congestion vers la poitrine; et ces mêmes congestions peuvent-elles être toutes qualifiées du titre d'inflammation du poumon? La seconde pourrait laisser quelques doutes à cet égard, puisque nous n'y rencontrons qu'un engorgement de cet organe, une rougeur d'un brun livide siégeant sur la plèvre, et que ce même engorgement se fait remarquer sur le cœur. Or, quel est le médecin qui ignore que ces phénomènes sont très souvent l'effet de la mort? Il ne nous est pas permis d'affirmer qu'il en soit ainsi à l'égard de cette Observation; mais nous pouvons douter que ce soit à une véritable pneumonie qu'on doive de pareils résultats. Dans les détails renfermés dans la cinquième, on remarque que le poumon droit est rempli de concrétions, les unes dures, les autres comme cartilagineuses, et que divers endroits de cet organe fournissent du pus. Ici, on peut se demander si ces concrétions doivent être regardées comme effet d'une pneumonie récente, ou s'il n'est pas possible de croire à une maladie antérieure leur ayant donné naissance avant l'apparition de la colique de plomb. De semblables faits sont chaque jour confirmés par l'observation; et il n'est pas rare de trouver sur le cadavre d'un individu des traces d'une maladie ancienne, et étrangère à celle qui a causé sa mort.

Quant à la péritonite, est-il certain qu'elle ait existé? faut-il, parce que ces Observations présentent des signes évidens d'inflammation du tube intestinal, nier que le plomb en soit la cause? Ces traces de rougeur, d'ulcérations, de gangrènes, etc., sont des preuves convaincantes que la colique métallique ne peut être considérée autrement que comme une phlegmasie portée à un très haut degré. Mais, afin de rendre notre proposition plus convaincante, voyons quels sont les phénomènes que les auteurs ont trouvés à la suite d'une entérite ou d'une péritonite; et, en les rapprochant des Observations que nous avons citées, nous pourrons alors nous persuader si réellement ils sont ceux décrits dans ces mêmes Observations. Parcourant en effet les ouvrages dans lesquels sont mentionnées les ouvertures de cadavres relatives aux entérites, on se convainc facilement que, dans tous les cas, l'inflammation a marché du moins au plus; que tantôt elle a donné lieu à des rougeurs, à des épaississemens de la membrane muqueuse, tantôt à différentes variétés d'exsudation qui peuvent être rapprochées de la suppuration en général; que, dans quelques

circonstances, elle a entraîné à sa suite des
pertes de substance que l'on peut regarder
comme les traces d'un commencement d'ulcé-
ration ; enfin que, dans d'autres cas plus rares,
la gangrène, plus ou moins rapprochée du spha-
cèle, en a été le résultat. Telles sont les altérations de tissu trouvées à la suite des entérites.
Résumons maintenant celles que l'on rencontre
après les péritonites. Bayle, qui s'est attaché à
décrire les désordres organiques produits par
cette phlegmasie, a observé, dans les cas où
celle-ci était aiguë, 1°. des rougeurs et l'épaississement du péritoine ; 2°. une exsudation d'un
blanc jaunâtre ou verdâtre, en forme de fausse
membrane, agglutinant les viscères entre eux ;
3°. un liquide trouble, jaunâtre, blanchâtre,
épanché dans la cavité. Lorsque la péritonite
avait été chronique, il a vu qu'elle avait laissé à
sa suite, 1°. une sérosité sanguinolente, ou un
liquide boueux grisâtre ; 2°. des agglutinations
plus ou moins intimes des différens viscères
unis, soit immédiatement, soit à l'aide de la
formation du tissu cellulaire ; 3°. un tissu accidentel libre et flottant, développé par l'inflammation, et qui avait passé d'abord de l'état liquide à l'état d'une organisation plus parfaite ;
4°. des épaississemens des diverses portions du

péritoine ; 5°. des granulations dures qui paraissaient faire corps avec le péritoine.

Toutes les diverses altérations que les auteurs ont assignées à l'entérite sont les mêmes que celles que nous avons remarquées dans les Observations de Bordeu : rougeurs plus ou moins marquées, ecchymoses, ulcérations, exsudations variables par leur consistance et leur caractère, traces de grangrène ; tout s'y trouve renfermé. Mais en est-il de même à l'égard de la péritonite ? Rencontrons-nous dans ces mêmes Observations la rougeur, l'épaississement du péritoine, cette exsudation en forme de fausse membrane, et l'épanchement dans la cavité abdominale d'un liquide trouble ; la présence d'un tissu accidentel, libre et flottant, développé par l'inflammation dans le cas où celle-ci eût été chronique, etc. ? Nous sommes forcés d'en convenir, aucun de ces phénomènes ne se présente à nous : à peine pourrait-on avancer que l'inflammation du mésentère et l'existence d'une sanie purulente que l'on rencontre insérées dans deux des Observations, soient le résultat d'une péritonite, puisque la première de ces deux lésions appartient à une portion du péritoine la plus rapprochée des intestins phlogosés, et que la seconde ne pourrait être attribuée à une phlegmasie péritonéale n'existant pas.

Il est facile de se convaincre, d'après l'exposé que nous venons de donner, combien les faits fournis par l'anatomie pathologique tendent à faire considérer la colique métallique comme une maladie éminemment inflammatoire; si maintenant, à l'aide des symptômes, nous parvenons à la rallier de nouveau à ce mode phlegmasique, notre opinion n'en deviendra que plus assurée.

Les premiers symptômes qui dénotent la colique de plomb sont, suivant tous les auteurs, des douleurs obscures et passagères dans le ventre, de peu de durée d'abord, qui reviennent un instant après, et qui finissent par être continues. A mesure que la maladie fait des progrès, elles deviennent quelquefois si aiguës qu'elles arrachent des cris au malade. Or, tous les médecins savent que la douleur est, dans tous les cas, l'effet d'un travail morbide, dont le caractère est l'exaltation de l'action vitale, et que, dans celui qui nous occupe, il ne saurait en être autrement, comme le démontrent et l'acuité et le siége des douleurs. Si maintenant on suppose que cette exaltation se soutienne, l'inflammation alors se développera, et

la douleur servira à la dénoter. Cependant ici
on peut objecter que ce signe ne saurait être
considéré comme infaillible; et soutenir une
pareille opinion serait absurde : mais aussi, s'il
est certain que la douleur n'annonce point nécessairement que la partie dans laquelle on la
ressent soit rouge, chaude et tuméfiée, il n'est
pas moins certain qu'il y a toujours irritation
du tissu douloureux. Ce qui tend à rendre plau-
sible cette proposition à l'égard de la colique
métallique, c'est l'existence des nausées et des
vomissemens, principalement pendant les douleurs. A ce dernier phénomène succède, ou,
pour le plus souvent, se déclare en même temps
une constipation plus ou moins opiniâtre. Déjà
nous avons démontré qu'elle ne pouvait être
considérée que comme le résultat d'une irritation plus ou moins vive entretenue par le plomb
sur la membrane muqueuse intestinale : nous
n'y reviendrons pas; seulement nous ajouterons qu'elle offrira d'autant plus de résistance
qu'elle sera combattue par un traitement irritant, comme le démontre la comparaison des
Observations que nous avons citées, et qu'elle
sera toujours en raison directe des douleurs.
La diarrhée, qui remplace, assez rarement à la
vérité, le symptôme précédent, et qui quel-

quefois est précédée de ténesmes très douloureux, muqueux ou sanguinolens, comme l'a
observé Stoll, vient à l'appui de notre opinion,
et prouve évidemment que l'un et l'autre sont
dus plutôt à la lésion de la membrane muqueuse. Les nausées et les vomissemens que l'on
remarque pendant le cours de la maladie, auxquels suppléent quelquefois des renvois d'une
saveur métallique, entretenus par la même cause
que celle de la constipation, ne doivent pas raisonnablement être envisagés sous un autre
point de vue. La dysurie, autre phénomène que
l'on observe assez fréquemment dans la colique
métallique, ne prouve-t-elle pas que cette maladie tient évidemment du caractère inflammatoire dénoté, qui plus est, par la couleur rouge
des urines? Que l'on y joigne en outre l'existence des hémorrhoïdes, relatée par le célèbre
praticien que nous venons de citer, notre opinion n'en sera-t-elle pas que plus certaine? Quant
aux autres symptômes cités par les auteurs, et
que l'on observe en effet, tels que douleurs
vagues dans la région lombaire, dans les bras,
dans les jambes, dans les articulations des doigts
et des orteils, le long du nerf sciatique, nous
restons convaincus qu'ils sont l'effet de l'action
sympathique des intestins sur le système ner-

veux. Seulement il nous sera permis d'ajouter que s'ils se manifestent plus souvent dans la colique dont il s'agit, c'est que de toutes les coliques c'est la plus intense, et que de pareils phénomènes ne font qu'affirmer le rapport intime qui existe entre l'appareil digestif et l'appareil locomoteur.

D'après les faits que vient de nous déceler l'anatomie pathologique, et avancés par des auteurs recommandables, d'après les preuves que nous avons pu faire ressortir des symptômes, nous restons en droit de conclure que la colique métallique ne saurait être classée autrement que parmi les maladies inflammatoires.

Le plomb, ses diverses préparations et les
substances où on le fait entrer sont les seules
causes qui déterminent la colique métallique.
C'est ainsi que, dans un certain nombre de cas,
l'usage de vins, et quelquefois même de beurres
sophistiqués avec la litharge, d'eaux pluviales
qui ont coulé dans des gouttières de plomb,
d'alimens qui ont séjourné dans des vases du
même métal, a produit cette affection. Parmi
les préparations saturnines on cite l'acétate de
plomb seul, qui, au rapport de James, donna
lieu à la colique métallique chez des individus
qui avaient fait usage de ce sel dans l'intention
d'arrêter les flueurs blanches. Tissot rapporte
aussi que ce même sel, administré dans la phthisie pulmonaire, a occasionné trois fois la colique dont il s'agit. Cependant nous devons à la
vérité de dire que, dans plusieurs cas de phthisie,
nous avons vu M. le professeur Fouquier porter
l'acétate de plomb à une dose de douze à quinze
grains et plus par jour, sans que jamais semblable accident en ait été le résultat. Le séjour
dans les ateliers où l'on fait fondre le plomb,
où différens composés de ce métal, et particulièrement le blanc de céruse et le minium,

sont pulvérisés ou fortement chauffés, est la cause la plus fréquente de cette colique. Aussi remarque-t-on qu'elle attaque le plus souvent les individus que leurs travaux obligent à manier les préparations saturnines ou à vivre pour ainsi dire dans l'atmosphère de leurs émanations. Tels sont les peintres et barbouilleurs, qui se servent de couleurs dans la composition desquelles entrent les préparations de plomb; les individus qui préparent ces couleurs, qui emploient les vernis au plomb; les ouvriers qui polissent les glaces, les droguistes, les pharmaciens qui préparent les sels dont le plomb est la base, les chimistes, les lapidaires, les imprimeurs, les vitriers, les ciseleurs, les joailliers, les cartiers, les passetalonniers, les chapeliers, les épiciers, les mineurs, etc.; mais aucuns ne s'y trouvent autant exposés que les ouvriers employés dans les fabriques du blanc de plomb. Ces derniers, que leurs travaux forcent à respirer les vapeurs métalliques, sont de tous les individus cités ceux qui se présentent le plus fréquemment dans les hôpitaux : aussi n'est-il pas rare d'en rencontrer qui aient été atteints de la colique métallique jusqu'à neuf ou dix fois; les observateurs vont même jusqu'à en citer qui ont présenté vingt ou trente exemples de cette maladie dans le cours de la vie; en général il en est peu qui en soient exempts.

Peut-on supposer que certaines constitutions, certaines dispositions individuelles rendent plus sujet à l'action délétère du plomb? Nous ne le pensons pas; on peut seulement admettre que les ouvriers chez lesquels les fonctions digestives sont faciles, et s'exécutent avec régularité, sont moins fréquemment affectés de la colique saturnine que ceux qui se trouvent dans un cas contraire. On peut en outre ajouter que lorsque la maladie a complétement cédé aux moyens employés, elle paraît laisser chez le convalescent une grande disposition à en être affecté de nouveau, s'il vient à s'exposer aux causes propres à la reproduire. La plupart des sujets qui, à peine rétablis, reviennent à leurs travaux sont presque aussitôt repris de la colique; et plus un individu en a été attaqué, plus il aura à craindre d'en être atteint encore, s'il ne cesse pas de se soumettre aux causes qui y donnent lieu.

Quant à l'influence de telle ou telle saison sur la fréquence de cette maladie, les auteurs sont d'une opinion contraire; les uns, parmi lesquels on doit placer Stoll, pensent qu'elle est plus commune dans l'hiver; d'autres croient que par les temps mous et humides elle est plus facile à se déclarer que par un temps sec et froid; enfin quelques uns, au nombre desquels se trouvent M. Chomel, avancent que c'est pendant l'été qu'elle se fait remarquer plus fréquemment. Comme ce dernier auteur, nous pensons qu'une semblable différence est généralement liée à l'activité des travaux, et par conséquent au nombre des ouvriers employés.

Les premiers symptômes qui annoncent la colique métallique sont ordinairement des douleurs obscures et passagères dans le ventre, la rareté des déjections alvines et la dureté des matières évacuées ; ces phénomènes augmentent progressivement pendant plusieurs jours, quelquefois pendant plusieurs semaines, avant d'obliger l'individu à suspendre ses occupations. Cependant nous pouvons avancer, d'après les Observations que nous avons transmises, que l'invasion de la maladie ne s'est pas toujours ainsi montrée, puisque chez quelques individus on a vu qu'elle était annoncée par une douleur vive, soit à l'ombilic, soit à l'épigastre, par des nausées, des vomissemens, tandis que chez les uns la constipation ne s'était pas fait remarquer, et que chez d'autres elle était remplacée par un dévoiement. Quoi qu'il en soit, ce n'est jamais qu'après quelques jours de souffrances que le malade vient réclamer les secours de l'art ; et c'est à cette époque qu'on voit se dessiner tous les symptômes de la colique métallique.

La bouche est amère, il y a inappétence, la langue est tantôt jaune ou verte, tantôt blanchâtre à son centre et rosée sur ses bords,

quelquefois sèche : la soif est fréquemment augmentée ; mais ce phénomène, ainsi que la sécheresse de la langue, sont toujours en rapport
avec l'intensité de la maladie, et se font remarquer plutôt dans le cas d'une première atteinte ;
car on ne les observe que rarement chez les
individus qui plusieurs fois ont éprouvé la colique métallique. Les douleurs abdominales sont
de même en raison directe de l'intensité de la
maladie et de la susceptibilité de l'individu ;
chez les uns elles sont plus vives, tandis que
chez d'autres ; et c'est pour le plus ordinaire,
elles sont assez violentes pour arracher des cris
aux malades, et les contraindre à prendre suc-
cessivement plusieurs attitudes, dans l'espoir
d'en trouver une favorable. Quelques uns quit-
tent et reprennent alternativement la position
horizontale, d'autres se placent transversale-
ment sur leur lit, et plusieurs se couchent sur
le ventre. Ces douleurs sont tellement vives
qu'il semble aux malades que leurs intestins sont
dilacérés, déchirés, serrés comme ils pourraient
l'être par une corde, ou traversés par un instrument aigu. L'ombilic et le rachis sont les
premiers points où se font sentir les douleurs :
là, elles semblent s'y concentrer ; mais dans un
assez grand nombre de cas elles s'étendent

jusqu'à l'épigastre, et communément elles se
font sentir avec moins d'intensité dans tout le
reste du ventre. Au milieu de ces phénomènes,
il survient des vomissemens de matières jaunes
ou vertes, ou bien des vomituritions, des renvois amers, acides, et une expectoration de
mucosités laissant parfois dans la bouche une
saveur métallique ; l'estomac est dans quelques
cas tellement irrité qu'il ne peut supporter aucunes boissons. Le ventre est dur, tendu, quelquefois ballonné ; à travers ses parois, on sent
des tumeurs inégales qui roulent, changent de
lieu, et ne sont autres que les intestins réunis
sous forme de peloton, et dans lesquels séjour-
nent les matières fécales : lorsque la maladie est
portée à son haut degré d'intensité, les mouvemens convulsifs de ces derniers sont tellement prononcés que la main appliquée sur le
ventre en est repoussée. Astruc et presque tous
les médecins qui ont écrit sur cette maladie,
assurent que la pression de l'abdomen n'augmente point la douleur : quelques uns cependant, parmi lesquels se trouve Stoll, admettent
que quelquefois le contraire a lieu. Mais, suivant Bordeu, les individus atteints de la maladie dont il s'agit n'ont pas tous le ventre insen-
sible ou indolent lorsqu'on le tâte, même dans

les momens où les douleurs de colique ne se
font point sentir ; la plupart, dit cet auteur,
éprouvent vers la région épigastrique une tension, un poids incommode, souvent très sensible, et qui va jusqu'à la douleur lorsqu'on
comprime ces parties. Il y en a aussi qui sentent
vivement la compression lorsqu'on la fait vers
les aines et les flancs, surtout dans le siége du
cœcum, qui est souvent distendu. D'ailleurs,
ajoute-t-il, et c'est une chose à laquelle on ne
fait pas assez d'attention, les douleurs sur-
viennent dans cette maladie, comme dans bien
d'autres, par petits paroxysmes, par tranchées;
elles se calment pendant quelque temps pour
reparaître ensuite plus fortement : le ventre
peut être comprimé dans les momens de calme
sans qu'on produise une sensation notable;
mais au moment des tranchées le ventre est
quelquefois très sensible aux effets de la pression. Toutefois, Bordeu avoue que, dans ces
momens d'agitation et de fortes douleurs, la
compression du ventre, souvent très forte, ne
produit aucune augmentation de douleur, ou
bien elle soulage le malade; et, cherchant à se
rendre raison de ce phénomène, il pense que,
dans le premier cas, la forte douleur de colique
détruit l'effet de la compression, et que, dans

le second, l'effet de la compression devient favorable en agissant sur les parties, sur les intestins, en diminuant l'écartement ou le tiraillement de leurs fibres. Une semblable opinion, appuyée par des faits pathologiques, se trouve en rapport avec celle que nous pouvons déduire des Observations que nous avons citées.

Aux symptômes dont nous venons de donner les détails, on doit ajouter que l'abdomen est rétracté ; et ce n'est que dans les cas graves que l'ombilic paraît comme enfoncé, et que les testicules sont ramenés en haut. Tant que la constipation persiste, les douleurs abdominales sont vives ; mais elles sont moindres lorsque le malade obtient des selles fréquentes et liquides ; dans le premier cas, les matières fécales accumulées s'opposent à l'introduction des lavemens ; l'anus, suivant quelques auteurs, se contracte fortement sur l'extrémité de la canule de la seringue : si le malade parvient à aller à la garde-robe, il éprouve du ténesme, et ne rend que des matières sèches, moulées, ovillées, ou des mucosités sanguinolentes. Dans les cas simples, la chaleur du ventre n'est pas augmentée ; ce n'est que dans les cas graves qu'elle est plus considérable que dans l'état de santé. Les fonctions de la vessie sont assez souvent altérées ;

c'est ainsi qu'on observe la dysurie, et quelquefois la strangurie. Tels sont les phénomènes
locaux de la colique métallique, auxquels on
peut joindre un symptôme dont aucun auteur
n'a fait mention ; nous voulons parler de douleurs dentaires semblables à celles que l'on
éprouve après avoir mangé des fruits acides,
et qui se font remarquer principalement chez
les malades en proie à de vives souffrances.

Parmi les phénomènes généraux, quelques
uns méritent un examen particulier. L'état du
pouls a principalement fixé l'attention des observateurs ; le plus grand nombre pense que
généralement il est dur, sans fréquence, et que
dans quelques cas il conserve sa dureté, même
après les émissions sanguines et la cessation
des accidens, ainsi que dans les membres para-
lysés. Ce phénomène, relaté par la plupart des
auteurs, pourrait être facilement contesté, si
notre opinion à cet égard devenait autorité ;
car nous pouvons assurer ne l'avoir jamais rencontré auprès des malades que nous avons
observés, soit à l'hôpital de la Charité, soit à
celui de Beaujon. Nous citerons à l'appui de
notre opinion celle de M. Chomel, médecin
du premier de ces hôpitaux, qui, dans le nouveau *Dictionnaire de Médecine*, a donné la des-

cription de la colique métallique, et n'a nullement fait mention du symptôme dont nous
parlons. Quant à la fréquence du pouls, les
praticiens en général s'accordent à dire qu'on
l'observe rarement ; quelques uns cependant,
parmi lesquels on peut placer Citois et Astruc,
prétendent que cette colique se trouve le plus
souvent avec fièvre. On a dû voir, en lisant les
Observations que nous avons citées, que le plus
grand nombre des malades qui en font le sujet
présentait ce symptôme. Nous laissons au mé-
rite des médecins observateurs le soin de résoudre une semblable question ; seulement nous
ajouterons qu'il peut exister des inflammations,
sans que le pouls soit accéléré, comme nous le
prouvent celles qui enchaînent toutes les actions
vitales par la douleur qui les accompagne. L'état
de la respiration est en rapport avec celui de
l'appareil locomoteur ; cette fonction est fort
troublée quand il y a des mouvemens convulsifs. L'insomnie est un des symptômes ordinaires de la colique métallique, et quelquefois,
comme il arrive pour toutes les affections exces-
sivement douloureuses, on observe du délire,
des convulsions générales, et un certain nombre de phénomènes qui appartiennent aux fièvres ataxiques et adynamiques. À cet égard,

nous ferons remarquer que l'état phlegmasique
nié par M. Mérat paraît être facilement constaté
par les observations de colique métallique compliquées d'adynamie et d'ataxie. Cette opinion
est la même que celle de Stockusen; opinion
que les nombreuses observations faites de nos
jours sur les maladies du canal intestinal per-
mettent de rattacher à la phlegmasie de ces
viscères. La face est d'une couleur jaunâtre chez
quelques uns, et principalement chez ceux qui
ont éprouvé plusieurs atteintes, tandis que chez
d'autres elle est rouge et animée, comme on
l'observe dans les maladies inflammatoires : la
disposition des traits dans les cas douloureux
est telle qu'ils annoncent l'état des souffrances
auxquelles le malade est en proie. Des douleurs
vagues dans la région lombaire, le long du nerf
sciatique, dans les bras, les jambes, aux doigts,
à la plante des pieds, aux orteils, et principalement dans les articulations, se font fréquemment sentir. Ces douleurs, analogues à celles du
rhumatisme, sont accompagnées d'un sentiment de fatigue, de brisement dans les parties
qui en sont le siége, et quelquefois augmentées
par la pression. Quant au gonflement des os et
aux tumeurs que l'on a remarquées sur le trajet
des tendons, quelques auteurs affirment le fait,

tandis qu'un praticien éclairé, M. Chomel, dit n'avoir jamais eu occasion de les observer, et pense que leur existence, comme effets de la colique de plomb, est plus que douteuse. Pour nous, nous renvoyons à la douzième Observation, où l'on se convaincra de l'existence d'un gonflement survenu à l'époque de la paralysie, et chez un sujet dont les douleurs avaient été intenses. Enfin la paralysie, dernier phénomène qui vient terminer le tableau de la colique métallique, ne survient ordinairement que chez un malade sur vingt, lorsque celle-ci a été grave, et qu'elle s'est prolongée. Elle commence par les membres supérieurs, et s'étend rarement aux membres inférieurs; et elle est toujours précédée d'une augmentation de sensibilité de ces parties, qui persiste jusqu'à leur atrophie : rarement elle est complète ; quelquefois elle ne s'étend qu'à une main, à un doigt.

Parmi le nombre des symptômes dont nous venons de donner les détails, il en est quelques uns que les auteurs ont regardés comme pathognomoniques de la colique saturnine; tels sont la constipation, les douleurs abdominales très aiguës que la pression n'augmente pas, et qu'elle soulage même quelquefois ; la rétraction de l'abdomen, et la paralysie plus ou moins complète.

Voyons, par l'examen que nous allons faire de ces divers phénomènes, si cette colique peut être considérée comme une maladie *sui gene- ris*, essentiellement différente de toutes les autres coliques.

1°. La constipation, dont nous avons déjà fait connaître le mécanisme et la cause, se remarque ailleurs que dans la colique métallique avec tous les caractères qu'on lui a assignés. C'est ainsi que, dans l'entérite, au rapport de plusieurs auteurs, on observe, pour le plus souvent, une constipation opiniâtre coïncidant avec des nausées et de fréquens vomissemens, et qu'elle est d'autant plus longue, détermine des nausées plus continues, des vomissemens plus forts, que l'inflammation occupe les intestins grêles ; tandis que celle-ci, fixée sur les gros intestins, rend les déjections alvines plus fréquentes. On doit au professeur Pinel deux observations d'entérite, insérées dans sa *Médecine clinique*, page 210, dont les malades qui en font le sujet présentaient le cas d'une constipation opiniâtre. On sait encore que, dans la gastrite, ce symptôme est un de ceux qui la précèdent fréquemment, et qu'il est d'autant plus marqué que cette phlegmasie se complique avec celle des intestins grêles. Personne

8

n'ignore enfin que dans l'un et l'autre cas, aussi-bien que dans la colique métallique, la constipation est d'autant plus opiniâtre que la maladie offre plus d'intensité. A tout ceci, on peut ajouter que si on s'est refusé à admettre de la ressemblance entre ce symptôme observé dans l'entérite et le même remarqué dans la colique métallique, c'est qu'on n'a pas porté l'attention jusqu'à examiner, dans le premier cas, si la constipation avait précédé de quelques jours la phlegmasie, comme on l'a fait à l'égard de la colique saturnine. Cependant les deux observations qu'on lit dans l'ouvrage du célèbre auteur dont nous venons de parler, font mention de constipation habituelle, ou remarquée souvent pendant plusieurs jours avant l'entérite.

2°. Si les douleurs abdominales, dans la colique saturnine, sont très aiguës, c'est qu'elles doivent être regardées, ainsi que nous l'avons déjà avancé, comme l'effet de l'action sympathique des intestins sur le système nerveux, et que, de toutes les coliques, celle-ci est la plus intense. Déjà nous avons fait voir, d'après la remarque judicieuse de Bordeu, et l'on peut se convaincre par la lecture de nos Observations, qu'elles peuvent être facilement augmentées par la pression exercée sur l'abdomen ; mais ce qui reste à démontrer, c'est que, si cette même pression ne les augmente pas et les soulage quelquefois, elle ne peut servir de caractère particulier à la maladie qui nous occupe. En effet, on sait quelle tendance les enfans tourmentés par de vives coliques, résultat de la présence des vers, ont à se coucher sur l'abdomen, dans l'intention de comprimer cette partie, et de se procurer ainsi du soulagement. Cette compression, comme l'observe Bordeu, n'augmente point les douleurs, et produit le même effet chez les femmes en couche. On peut ajouter que dans la plupart des coliques intestinales, au début de toutes, et dans toutes celles qui reviennent par accès, la pression de l'abdomen procure un soulagement au moins momentané. On lit dans le *Dictionnaire des Sciences médicales*, à l'article ENTÉRITE, que quelquefois les malades éprouvent un amendement à leurs souffrances, par le décubitus sur le ventre. Il y a plus, c'est qu'il en est ainsi de presque toutes les parties où se développe la douleur, lorsqu'on peut les comprimer fortement.

3°. La rétraction de l'abdomen, que Stoll dit avoir rarement rencontrée, même dans le plus grand degré de la maladie, s'observe quelquefois dans la colique saturnine, surtout lorsque celle-ci est portée au plus haut degré de violence; mais, comme on le remarque dans quelques cas de colique non saturnine, elle n'offre rien de spécial.

4°. Enfin les symptômes nerveux que l'on observe dans cette maladie n'appartiennent point à elle seule. On sait que tous les accès de colique, toutes les inflammations du tube intestinal peuvent être précédés de douleurs vagues dans les membres, et suivis de mouvemens convulsifs, auxquels succèdent une profonde fatigue, un sentiment de douleur et d'engourdissement dans les extrémités. On sait encore que la paralysie ne peut être considérée comme une affection particulière à la colique métallique, puisqu'on l'a rencontrée à la suite de maladies de nature différente, comme l'atteste à cet égard l'opinion de quelques auteurs anciens. Paracelse, dans son Traité *de Colicâ*, page 630, et Paul d'Égine, dans un ouvrage intitulé *de Re medicâ*, lib. iij, cap. 18 et 43, ont observé la paralysie à la suite de coliques entretenues, suivant leur langage, par l'amas d'humeurs âcres et mordicantes entre les membranes des intestins, ou par des vents qui pouvaient y être contenus. Droet, auteur du seizième siècle, parle, dans un opuscule où il donne des conseils sur la peste, d'une colique qu'il compare à celle que rapporte Paul d'Égine, et à la suite de laquelle les malades devinrent paralytiques ou épileptiques. Holler, dans son ouvrage *de Morbis internis*, cite l'exemple d'un prêtre breton, chez lequel il survint une paralysie, résultat d'une colique qu'il ne qualifie point. On lit enfin dans la *Revue médicale*, tome VIII, page 395, l'observation d'une paralysie incomplète des membres inférieurs, survenue à la suite d'une inflammation de l'estomac et des intestins.

D'après l'exposé des faits que nous venons de donner, on voit qu'il serait assez difficile d'en conclure qu'un seul des symptômes dont nous avons fait mention puisse constituer un signe pathognomonique de la colique saturnine, puisqu'ils se manifestent dans diverses maladies du tube intestinal, et que de plus on les rencontre dans la colique végétale et celle de Madrid, c'est-à-dire dans celles qui sont dues à l'usage immodéré des fruits très acides, du cidre détérioré, du poiré, des vins acerbes et sophistiqués par la litharge. Maintenant, si des substances si différentes produisent absolument les mêmes effets, il est évident qu'elles agissent de la même manière sur les intestins, véritable siége de la maladie; et si en outre on compare les effets de tous les autres irritans sur la membrane muqueuse intestinale, on reconnaîtra que la colique dont nous venons de parler, et à laquelle on a donné des noms si différens, n'est rien autre chose que le plus haut degré de l'entérite. La solution de la proposition suivante, que nous allons tâcher de donner, ne fera sans doute que consolider notre opinion.

LA COLIQUE DE PLOMB DOIT-ELLE ÊTRE CONSIDÉRÉE COMME UNE MALADIE DIFFÉRENTE DE QUELQUES AUTRES AFFECTIONS QUI LUI RESSEMBLENT?

LES nombreux auteurs qui ont écrit sur cette maladie ont tous cherché à établir une différence entre la colique métallique, la colique de Madrid et la colique végétale ; en outre, ils ont créé des nuances de la première, suivant qu'elle était produite par le plomb ou par le cuivre. Les caractères propres qu'ils ont assignés pour différencier la colique de plomb des deux autres, se bornant à faire connaître que dans la première le ventre est rétracté, que dans la seconde il est déprimé, et dans la troisième il est distendu, ne peuvent suffire pour en établir une distinction exacte. En effet, qu'on se rappelle les causes qui ont donné lieu à la colique de plomb, celles qui ont fait naître la colique de Madrid, et celles sous l'influence desquelles est placée la colique végétale ; qu'y trouvera-t-on ? On verra qu'à l'égard de la première, l'agent provocateur, usant plus de forces, aura dû nécessairement déterminer une irritation plus vive, et donner naissance par conséquent à un symptôme beaucoup plus tranché ; que pour la seconde, occasionnée par l'usage des vins acides, quelquefois sophistiqués par de la litharge, la cause différant peu du cas précédent, le phénomène qui en est la suite semble être le même, avec cette différence seule qu'il est moins saillant; qu'enfin, dans la colique végétale, qui doit son origine à l'injection de fruits ácerbes, le symptôme qui lui est particulier ne doit nullement étonner les auteurs, puisqu'il est le résultat des acides que contiennent ces fruits, en quantité d'autant plus grande qu'ils sont moins avancés en maturité.

D'après cela, on voit combien ces divers phénomènes sont de peu de valeur pour établir une différence réelle entre ces trois maladies. Qu'on rapproche ensuite entre eux le reste des autres symptômes, et qu'on fasse en outre attention à leur marche et à leur terminaison, qui sont totalement les mêmes, on se convaincra facilement de la réalité de notre opinion.

Quant à la colique de cuivre, est-il permis d'en faire une variété de la colique métallique? La diarrhée, qu'on y remarque fréquemment, peut-elle suffire pour la distinguer de cette dernière? Nous ne le pensons pas, puisque ce symptôme ne peut lui appartenir exclusivement, qu'on l'observe assez souvent dans la colique de plomb, et qu'en outre il est parfois remplacé dans la première de ces maladies par la constipation. Quelques observations que nous avons recueillies dans le temps à la Charité trouveraient ici leur place ; mais nous nous bornerons à en exposer une prise récemment à l'hôpital de la Pitié ; et, par elle, on jugera de la différence existante entre ces deux maladies.

Leblanc (*Jean-Philippe*), âgé de trente et un ans, d'un tempérament sanguin, tourneur en cuivre, a déjà été atteint trois fois de la colique de cuivre. L'invasion de la maladie présente date du 23 décembre 1824, et a débuté par des vomissemens verdâtres et des douleurs abdominales tellement vives que le malade, pour arriver à l'hospice, était obligé de soutenir son ventre.

Il entra à la Pitié le 27, et, lorsque je l'observai, il présentait les symptômes suivans : décubitus sur le dos ; céphalalgie légère ; langue jaunâtre à son centre, et rosée sur ses bords ; bouche amère ; soif vive ; dents recouvertes d'une couche verdâtre ; nausées continuelles, et suivies de vomissemens répétés cinq à six fois par jour ; douleurs très fortes, se faisant sentir dans toute l'étendue des régions ombilicale et épigastrique, augmentées par la plus légère pression, sans qu'une plus forte soulage le malade ;

contraction des intestins telle qu'on sent leurs
mouvemens à travers les parois de l'abdomen,
et qu'il semble au malade qu'on les tord ; constipation légère ; difficulté pour uriner ; toux sèche ;
gêne de la respiration : expectoration de crachats épais et noirâtres ; peau chaude ; pouls peu
fréquent.

On voit, d'après ce court exposé, que les
symptômes sont complétement analogues à ceux
que l'on a dû rencontrer dans les Observations
précédentes. La seule raison qui pourrait établir
quelque différence entre ces deux maladies,
c'est que l'une et l'autre dépendent d'une cause
différente ; mais qu'importe, puisque les effets
sont les mêmes.

Quant au traitement qui a été mis en usage
chez ce malade, il ne ressemble nullement à
ceux adoptés, soit à la Charité, soit à l'hôpital
Beaujon. Dès son admission à l'hospice, un vomitif a été administré, et remplacé les jours suivans par l'usage de l'acétate de morphine, donné,
soit en pilules, soit dans des lavemens d'amidon,
des boissons émollientes et des bains.

PRONOSTIC.

Le pronostic de la colique métallique se fonde
sur l'intensité des symptômes. Si les douleurs
abdominales sont très violentes, si la maladie
a été annoncée par de l'anxiété, par un trouble
général; si la sensibilité des membres est vive,
on aura lieu de redouter la paralysie. Ce symptôme, il est vrai, se déclare rarement sous l'influence même du traitement de la Charité; mais
il sera encore moins à craindre si le médecin
met en usage la méthode antiphlogistique. La
fréquence des vomissemens et des déjections
alvines qui ont quelquefois lieu dans le début
de la maladie, dont la répétition se fait brusquement, et qui existent en même temps que des
douleurs abdominales très vives, ne font qu'a-
jouter à un pronostic fâcheux; ils annoncent
une atteinte profonde sur la membrane muqueuse gastro-intestinale. Cependant, si tous ces
symptômes étaient peu intenses, il serait préférable de les rencontrer réunis; la prolongation
de l'irritation sur la muqueuse gastrique et sur
celle des gros intestins, tendant à diminuer l'inflammation de la muqueuse des intestins grêles,
exposerait à de moindres dangers. Les douleurs
diminuant progressivement, ainsi que les autres

symptômes, et le tube intestinal recouvrant en
même temps la liberté de ses fonctions, annon-
ceront que la maladie prend une issue favorable.
Enfin l'absence de tout phénomène sympathique, plus que le retour de l'appétit, fera reconnaître au médecin une convalescence franche.

TRAITEMENT.

De la diversité des opinions sur la nature de la colique métallique naquit, il n'y a pas à en douter, celle qui exista à l'égard du traitement qui pouvait lui convenir. Les uns ne considérant que certains phénomènes en particulier, les autres s'appuyant sur un développement plus grand de quelques symptômes, quelques uns, aidés d'hypothèses plus ou moins mal fondées, suivirent en général la route déduite de l'opinion qu'ils s'étaient formée sur cette maladie. C'est ainsi que les médecins, épouvantés par la fréquence des vomissemens et la nature des matières vomies, crurent, d'après cet aphorisme d'Hippocrate, *vomitus vomitu curatur*, devoir leur opposer les émétiques et les purgatifs seuls ; que ceux qui observèrent dans l'opiniâtreté de la constipation et la sécheresse des matières fécales des symptômes prédominans, restèrent convaincus qu'il suffirait d'humecter le tube intestinal, et se bornèrent à prescrire des mucilagineux, des remèdes huileux et légèrement laxatifs ; que, dans certains cas, les symptômes de faiblesse firent recourir aux nervins ; que, dans d'autres, l'espoir de calmer les douleurs plutôt que celui de les guérir, suggéra l'idée de donner l'opium; qu'enfin, dans quelques circonstances, des traces d'inflammation observées à l'ouverture du corps firent penser à plusieurs praticiens que la maladie était essentiellement inflammatoire, et devait être combattue par la méthode antiphlogistique. Ce dernier mode de traitement adopté par des médecins recommandables, au nombre desquels on peut compter Astruc, Henckel, Hoffman, Tronchin, Dehaen et Bordeu, fut loin d'être accueilli par la pluralité des praticiens. Les succès peu nombreux qu'ils en obtinrent suffirent seuls pour lui faire préférer le traitement de la Charité. Mais, nous le pensons, une telle défaveur jetée sur la méthode antiphlogistique dut sa cause sans doute à ce qu'elle ne fut point employée dans toute sa rigueur, et aussi sagement administrée qu'elle l'est de nos jours, comme le démontre la description que nous en ont laissée les auteurs du siècle dernier. Les bons effets que l'on pouvait retirer des émissions sanguines durent toujours être entravés par l'usage des purgatifs auxquels on avait recours; et, de plus, le premier de ces moyens étant dirigé contre le système sanguin en général, ne devait pas nécessairement produire un résultat aussi avantageux que les saignées locales. Celles-ci, et

personne ne l'ignore , agissent de la manière la
plus directement opposée aux causes de la maladie, en débarrassant la partie irritée du sang
qui distend ses vaisseaux et qui accroît son exci-
tation. L'observation clinique la mieux dirigée a
mis de nos jours cette proposition hors de doute;
mais, pour rendre certaine cette médication
antiphlogistique, que tout praticien se rappelle
qu'elle doit être modifiée suivant les différens
cas, qu'il est plusieurs circonstances qui obligent de n'y recourir qu'avec une extrême cir-
conspection, et qu'elle doit toujours être proportionnée au tempérament et à la force du
sujet, au degré et à la nature de la lésion. Nous
n'entrerons point dans de pareils détails; de
semblables préceptes ne peuvent être tracés
que par la main d'un habile praticien observateur depuis longues années : le raisonnement
seul dans le plus grand nombre de circonstances, soutenu d'un certain degré d'habi-
leté, fera toutefois reconnaître au médecin
ces nuances, qui, au lit du malade, méritent
d'être discernées.

Nous bornerons donc le reste de notre travail
à faire connaître le mode de traitement mis en
vigueur avec tant de succès dans l'hôpital
Beaujon; et nous ne nous étendrons nullement

sur les remèdes à employer contre la paralysie, suite de la colique saturnine, parce que nous pensons que le meilleur moyen de la prévenir est de combattre l'irritation intestinale.

L'anatomie pathologique et les symptômes de la colique métallique nous ayant conduit à conclure que cette maladie était de nature inflammatoire, on aura déjà dû nécessairement en déduire que le traitement à lui opposer devait être antiphlogistique. En effet, dès le début les premiers moyens à employer consisteront à appliquer sur l'abdomen plusieurs sangsues, dont la quantité sera proportionnée à la force de l'individu et à l'intensité de la maladie. Le nombre ne sera jamais porté au-dessous de vingt : mieux vaudrait-il pécher par excès que par défaut ; par ce moyen on neutralisera l'irritation qui peut résulter de leurs piqûres ; car on observe qu'elles augmentent la douleur et la congestion quand on les applique en petit nombre, et qu'on arrête trop tôt l'hémorrhagie. On aura soin, après la chute des sangsues, de recouvrir la partie où elles auront été apposées d'un large cataplasme émollient. Cette application aura un triple avantage : le premier, de favoriser l'écoulement du sang, qui est toujours nécessaire ; le second, de diminuer la douleur qui accompagne ordinairement les piqûres ; et le troisième, d'affaiblir la tension du système sanguin et la susceptibilité du système nerveux. L'endroit où doivent être posées les sangsues est facile à déterminer ; comme c'est toujours l'ombilic qui est le siége des douleurs, ce sera cette partie de la peau qui les recevra : quelquefois l'étendue de l'irritation, soit à l'épigastre, soit dans la région iliaque gauche, exigeant leur présence, on n'hésitera pas à en recouvrir ces parties. Si les phénomènes n'indiquaient pas une notable diminution de l'irritation, on reviendrait le jour suivant aux mêmes moyens ; il en serait de même si les imprudences du malade reproduisaient les accidens, on les combattrait de la même manière aussi souvent qu'ils se renouvelleraient. Les fomentations émollientes, appliquées sur l'abdomen, peuvent aussi être d'une grande utilité ; mais la tendance que les linges et les flanelles ont à se refroidir doit faire donner la préférence aux cataplasmes. Dans le cas cependant où la sensibilité du ventre serait telle que ces derniers deviendraient pour le malade un poids incommode, on aura recours aux fomentations, en ayant soin toutefois de les changer dès qu'elles seraient froides.

Les bains tièdes généraux ont été quelquefois

mis en usage par les praticiens dans la colique métallique, et ont produit un effet avantageux. Nous pensons que leur secours sera de quelque utilité, lorsqu'on aura soin de ne les administrer qu'après que la force artérielle aura été modérée par les évacuations sanguines, et que leur température ne sera élevée que de vingt-deux à trente degrés. C'est surtout dans le cas où la maladie aura résisté aux premiers moyens antiphlogistiques qu'on devra y avoir recours.

La constipation, contre laquelle les auteurs ont recommandé les purgatifs, sera combattue par les lavemens, et avec d'autant plus de facilité que l'irritation intestinale qui en est la cause aura été détruite par les premiers moyens antiphlogistiques. Les liquides à injecter seront pris parmi la classe des émolliens, tels que les décoctions de graines de lin, de feuilles de mauve, de racine de guimauve, etc. , auxquels on pourra joindre quelques cuillerées d'huile d'olives ou d'amandes douces, ou du miel. Le but d'un semblable moyen consistant seulement à humecter et à ramollir les excrémens susceptibles de s'endurcir par le défaut de mucosité intestinale, et d'adoucir en même temps l'irritation locale qui pourrait résulter de la présence de ces excrémens, on parviendra toujours à faire disparaître la constipation. Si, sur les derniers momens de la maladie, elle persistait encore, on la fera disparaître par des huileux, de la manne, ou tout autre purgatif mucoso-sucré introduit par la voie de l'estomac.

Les boissons gommeuses, mucilagineuses ou acidulées seront les seules dont les malades feront usage dans la colique métallique. C'est ainsi que le médecin aura soin de les choisir parmi la solution de gomme, l'eau de poulet, les décoctions d'orge, de racine de chiendent ou de guimauve, le petit-lait, la limonade végétale. De toutes ces boissons, la dernière nous paraît préférable, en ce qu'elle fournit un léger stimulant agréable au palais et propre à faire éprouver un sentiment de fraîcheur, et qu'elle tend en même temps à diminuer ce dégoût et cet empâtement qui accompagnent toutes les maladies des voies digestives. Dans le cas où le malade présenterait des symptômes de dysu-rie, il sera nécessaire de joindre à ces tisanes une émulsion d'amandes, avec addition de quinze ou vingt grains de nitrate de potasse. Toutes ces boissons seront secondées par l'emploi de loochs gommeux ou huileux.

L'opium, vanté par De Haen, et principale-ment par Stoll, ne pourra être administré que

lorsque la diminution des douleurs et des désordres sympathiques permettront de l'employer.
C'est alors qu'on le donnera à la dose d'un grain
ou d'un grain et demi; la durée de la maladie
n'exigeant pas de le porter au-delà. On pourra
y joindre l'usage des juleps ou des potions anti-
spasmodiques, avec lesquels on aura mélangé
deux gros ou une demi-once de sirop diacode.

L'abstinence complète des alimens étant de
toute nécessité dans les maladies aiguës, les
individus atteints de la colique métallique seront mis dès le principe à une diète sévère. Ce
ne sera que lorsque l'absence de tout phénomène sympathique annoncera le retour à la
santé qu'on permettra l'usage des bouillons,
des panades, des soupes de riz et des pruneaux;
et l'on ne devra passer aux alimens solides qu'a-
près s'être assuré que la digestion ne réveillera
aucun trouble dans la circulation et les sé-
crétions.

Après avoir fait connaître le traitement curatif à employer dans la colique métallique, nous
allons dire quelques mots sur le traitement pro-
phylactique. Plusieurs auteurs ont insisté sur
l'emploi des alimens gras et huileux, quelques
uns ont prescrit de doux laxatifs par inter-
valles, quelques uns ont recommandé l'usage

de l'eau-de-vie et de la pipe; mais ces moyens n'ayant eu aucun résultat avantageux, on s'est vu obligé de les abandonner. Nous nous sommes trouvés dans le cas d'émettre notre opinion sur un pareil traitement, et nous conseillâmes à deux ouvriers de se gargariser et de s'humecter l'intérieur des fosses nasales avec de l'eau dans laquelle avaient été étendues quelques gouttes d'acide sulfurique. Ce moyen simple et continué réussit à un des deux, sans savoir comment en expliquer le succès, puisque toutes les boissons acides ont été proscrites par les praticiens comme pouvant faciliter l'oxidation et la dissolution du plomb. Nous ne pouvons le garantir; mais nous laissons aux médecins le soin de juger jusqu'à quel point cette opinion peut être fondée. En général, on peut dire avec assurance que les moyens préservatifs de la colique de plomb sont d'une application assez difficile. Toutefois, il est quelques précautions à garder dans les ateliers où se trouve rassemblé un grand nombre d'ouvriers. C'est ainsi que dans quelques fabriques, dans celle de Clichy particulièrement, on ne permet pas aux mêmes individus de travailler plus d'un mois, et on les oblige ensuite à un intervalle de repos : un semblable ménagement a paru avoir des résultats assez heureux. On pourrait encore se mettre à l'abri de l'inspiration des émanations métalliques, en favorisant dans les ateliers la libre circulation de l'air, par l'établissement des fourneaux d'appel. Mais une précaution sur laquelle on devrait insister, serait d'obliger les ouvriers à ne point dormir et à ne point manger dans le lieu où ils travaillent; en leur épargnant ainsi l'introduction du plomb dans les premières voies, on s'assurera du meilleur préservatif contre la colique métallique. Il en sera de même à l'égard du conseil à leur donner, de ne point prendre leur repas sans avoir eu soin de se laver exactement les mains, de crainte que les parcelles métalliques se mélangent avec leurs alimens. Enfin, pour dernière recommandation, on devrait engager les ouvriers à avoir soin de se maintenir le ventre libre, à l'aide de lavemens laxatifs et de boissons mucilagineuses, telles que l'eau de veau, la décoction de racine de guimauve, etc. On conçoit que, par de semblables moyens, on tendra toujours à affaiblir l'action du métal sur la membrane muqueuse digestive.

FIN.

TABLE

DES MATIÈRES.

FIN DE LA TABLE DES MATIÈRES.

MANUEL

DES

PLANTES USUELLES INDIGÈNES,

OU

HISTOIRE ABRÉGÉE

DES PLANTES DE FRANCE,

DISTRIBUÉES D'APRÈS UNE NOUVELLE MÉTHODE;

CONTENANT LEURS PROPRIÉTÉS ET LEURS USAGES EN MÉDECINE, DANS LA PHARMACIE ET DANS L'ÉCONOMIE DOMESTIQUE;

SUIVIE de RECHERCHES et d'OBSERVATIONS sur l'emploi de plusieurs espèces, qui, dans la pratique de la Médecine, peuvent remplacer un certain nombre de substances exotiques.

Par J. L. A. LOISELEUR-DESLONGCHAMPS,

Docteur en Médecine de la Faculté de Paris, etc.

Deux volumes *in-8°*. prix, broché...................... 12 fr.

Et port franc, par la poste........................ 15 fr.

A PARIS,

Chez MÉQUIGNON aîné, père, Libraire de la Faculté de Médecine et des Hospices, rue de l'École de Médecine, n° 9.

LIER plus intimement qu'on ne le fait ordinairement l'étude des caractères et des affinités naturelles des plantes, avec celle de leurs propriétés, tel est le but de l'ouvrage que nous publions aujourd'hui. Beaucoup trop de médecins et de botanistes ne savent pas assez combien ces deux branches d'une même science, celle des végétaux, considérée dans toute son étendue, s'éclairent mutuellement, et sont inséparables pour quiconque veut acquérir la connoissance approfondie de l'une et de l'autre.

Assez d'autres ouvrages sont presque entièrement destinés à faire connoître les vertus des médicamens étrangers à notre sol. L'exposé succinct des propriétés médicales des végétaux qui croissent naturellement en France n'a point encore été entrepris, et c'est lui qui est le principal objet du *Manuel des Plantes usuelles indigènes*. Cet exposé, fait suivant l'ordre des familles naturelles, fournit aux élèves en médecine le moyen d'étudier en même temps la matière médicale et la botanique. La plupart des familles végétales, comme Linné l'avoit remarqué le premier, offrant une analogie incontestable de propriétés, ainsi que d'organisation, dans les plantes qui les composent, l'étude des affinités botaniques doit être considérée comme indispensable au médecin; et cette connoissance devient, pour le praticien privé dans certaines circonstances des ressources ordinaires de l'art, le guide le plus sûr peut-être pour y suppléer; elle lui indique souvent, d'une manière précise, les ressources nombreuses que la nature a placées autour de nous, sans être obligés d'aller les chercher aux extrémités du monde.

Les élèves en pharmacie et les herboristes trouveront, dans le *Manuel des Plantes usuelles indigènes*, une description concise, mais exacte, de toutes les plantes utiles qui croissent naturellement en France, et qu'il leur importe de connoître. Les médecins, les officiers de santé, et surtout ceux qui exercent dans les campagnes, pourront y apprendre les caractères distinctifs et les propriétés médicales et économiques de cette multitude de végétaux que la nature a partout prodigués, non pour le stérile ornement des campagnes, mais pour les besoins de l'homme et des animaux.

Les plantes sont rangées, dans le *Manuel* de M. le docteur Deslongchamps, dans un ordre qui lui est propre, et qui paroît être très-commode pour faciliter en même temps la connoissance des caractères botaniques et des propriétés médicinales.

A la suite du caractère de chaque famille se trouve jointe l'énonciation générale des qualités des plantes qui la composent, et que les articles particuliers offrent plus en détail. Chacun de ces articles comprend d'abord les noms vulgaires et scientifiques de la plante; ensuite une description concise, mais fidèle, de ses formes extérieures,.

l'époque de sa floraison , et l'indication des lieux où elle croît naturellement. Tout ceci forme, à proprement parler, la partie préliminaire, mais essentielle de chaque article, puisque c'est par là qu'il faut commencer pour apprendre à connoître chaque espèce , et qu'on ne peut y parvenir sans une bonne description.

Celle-ci est suivie de l'exposition des propriétés de la plante elle-même , dans laquelle on donne le résultat de tout ce que l'observation et l'expérience ont appris à cet égard jusqu'à présent. Après l'énoncé des propriétés générales des plantes , on indique les différentes maladies dans lesquelles on peut les employer avec avantage. L'auteur n'a pas manqué d'apprécier à leur juste valeur certaines espèces qui se trouvent préconisées outre-mesure dans les anciennes pharmacologies. Il distingue avec soin les plantes qui ont véritablement des propriétés bien prouvées et bien démontrées , de celles qui ne sont restées dans la pratique que par une longue habitude. Il rappelle souvent des espèces abandonnées de nos jours, mais qui paroissent l'avoir été injustement, et qui , soit par leur saveur, soit par leur odeur, annoncent qu'elles jouissent de propriétés recommandables. Les doses auxquelles les plantes doivent être données , la manière dont on doit les préparer ou les administrer, sont toujours fixées avec le plus grand soin. Ce qui concerne les propriétés médicales de chaque plante est terminé par l'indication des diverses préparations pharmaceutiques , dans lesquelles elle entre. Enfin , quoique l'utilité médicale des plantes soit particulièrement l'objet du *Manuel*, l'auteur indique cependant toujours , en peu de mots, leurs principaux usages dans les arts et dans l'économie domestique ; de sorte que ce livre contient tout ce qu'il est utile et essentiel de savoir sur l'histoire des plantes qui croissent spontanément en France ; et celles que la nature a fait naître dans cette contrée sont, à peu de chose près , les mêmes dans tous les autres pays de l'Europe.

A la suite de son Histoire abrégée des Plantes usuelles, M. Deslongchamps rend compte , dans cinq mémoires , des observations qui lui sont propres, sur l'emploi particulier qu'il a fait, dans sa pratique, de plusieurs plantes de France à la place des médicamens exotiques qui sont les plus employés , et qu'on est trop porté à leur préférer. Il n'y a

(4)

point de doute que l'habitude, la mode même, pourquoi
hésiteroit-on à le dire? n'ait beaucoup de part à l'usage
presque exclusif des substances étrangères dans la pratique
ordinaire de la médecine. On n'ose en quelque sorte croire
aux vertus d'une herbe qui naît sous nos pas; il faut, pour
qu'elle inspire quelque confiance, qu'elle ait traversé
l'Océan avant de nous arriver. Rien n'a été négligé pour
constater les effets, pour déterminer l'emploi d'un grand
nombre de plantes des deux Indes; et nous n'avons encore
que des notions vagues et tout-à-fait insuffisantes sur une
foule de plantes indigènes.

Persuadé qu'on ne peut trop observer la manière d'agir
des productions de notre sol, ni trop multiplier, pourvu
que ce soit avec la prudence convenable, les expériences
propres à nous faire connoître les secours que nous en
pouvons tirer, et qui, tout porte à le faire croire, sont
plus considérables qu'on ne le pense communément,
M. Deslongchamps s'est livré à une suite de recherches et
d'expériences qui l'ont conduit à trouver, parmi nos plantes de France, des succédanées à l'ipécacuanha, au séné,
au jalap et à l'opium.

En résumé, nous croyons, en publiant le *Manuel des
Plantes usuelles indigènes*, offrir un livre d'une utilité
incontestable à toutes les classes de la société ; les médecins
des campagnes, les personnes charitables elles-mêmes qui
prodiguent leurs soins aux pauvres, trouveront dans cet
ouvrage l'indication de beaucoup de plantes qui, quoique
communes, peuvent être substituées avec avantage à des
drogues étrangères, qu'on ne se procure que difficilement
à la campagne, et dont le prix dépasse quelquefois les
facultés pécuniaires des malades.